HEYNE ‹

W0087859

DAS BUCH

Zu laufen ist ein Urzustand des Menschen, und der Laufstil ist ein unbestechlicher Anzeiger des Seelenzustands eines Menschen. Wer meditativ läuft, tut nicht nur etwas für die eigene körperliche Fitness, sondern findet auch in seine seelische Mitte zurück, erfährt einen nachhaltigen Impuls für Heilung und Harmonie.
Frater Bauers meditative Laufschule gibt die gewünschten Denkanstöße und Trainingstipps – für jeden Läufer und jedes Leistungsniveau.

DER AUTOR

Frater Michael Bauer ist Mönch im Benediktinerkloster St. Paul, Kärnten. Seit vielen Jahren praktiziert er traditionelle christliche und asiatische Meditationsformen. Als begeisterter Läufer entwickelte er eine einzigartige Verbindung zwischen Ausdauertraining und spiritueller Praxis, die in diesem Buch erstmals einer breiten Öffentlichkeit vorgestellt wird.

FRATER MICHAEL BAUER

Die Seele läuft mit

Die meditative Laufschule
für Fitness und innere Harmonie

WILHELM HEYNE VERLAG
MÜNCHEN

Das vorliegende Buch ist sorgfältig erarbeitet worden.
Dennoch erfolgen alle Angaben ohne Gewähr.
Weder Autor noch Verlag können für eventuelle Nachteile
oder Schäden, die aus den im Buch gemachten praktischen
Hinweisen resultieren, eine Haftung übernehmen.

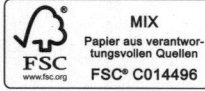

Verlagsgruppe Randomhouse FSC-DEU-0100
Das für dieses Buch verwendete
FSC®-zertifizierte Papier *Holmen Book Cream*
liefert Holmen Paper, Hallstavik, Schweden.

Taschenbucherstausgabe 04/2011

Copyright © 2007 by Integral Verlag, München,
in der Verlagsgruppe Random House GmbH
Copyright © 2011 dieser Ausgabe by Wilhelm Heyne Verlag, München,
in der Verlagsgruppe Random House GmbH
Printed in Germany 2011
Umschlaggestaltung: Guter Punkt, München
Umschlagmotiv: © Kovalev Sergey / Shutterstock
Herstellung: Helga Schörnig
Gesetzt aus der Cheltenham bei Greiner und Reichel, Köln
Druck und Bindung: GGP Media GmbH, Pößneck

ISBN 978-3-453-70166-3

www.heyne. de

Ich widme dieses Buch meiner lieben Mutter Christine, meiner Schwester Petra, meinen Brüdern Hermann und Markus sowie in liebevoller Verbundenheit Elfriede Spiesberger und Michaela D.-H. Aufrichtigen Dank an E. Shariel. Vor allem aber widme ich es meiner Leidenschaft, dem Mönchstum in all seinen positiven Ausprägungen gestern, heute und morgen.

Inhalt

Die Praxis   63

Einführung

Sie haben nach einem Buch mit dem Titel *Die Seele läuft mit* gegriffen, »die meditative Laufschule für Fitness und innere Harmonie«. Und den Informationen, die der Verlag Ihnen auf dem Umschlag gibt, entnehmen Sie, dass der Autor als Mönch lebt. Das macht Sie neugierig: Wieso um alles in der Welt schreibt ausgerechnet ein Mönch ein Buch über das Laufen? Und wodurch könnte sich so eine *meditative Laufschule* auszeichnen?

Bevor es also richtig losgeht, möchte ich versuchen, eine Antwort auf diese Fragen zu geben.

Mein Leben als Mönch zu gestalten beschloss ich relativ spät, ungefähr an meinem dreißigsten Geburtstag. Doch den Wunsch, es zu tun, hegte ich als latente Sehnsucht eigentlich schon immer.

Seit meiner frühen Jugend faszinierten mich die

verschiedenen Ausprägungen dieser Lebensform und die Weisheiten, die sich darin verkörpern, sehr. Besonders hatten es mir die östlichen Lehren angetan. Während meiner Berufsausbildung, als ich etwa sechzehn war, begann ich mit asiatischen Kampfkünsten, mit Yoga und anderen Meditationsformen – und mit dem Laufen, ursprünglich nur als unterstützendes Ausdauertraining.

In einer Zeitschrift über Kampfkünste las ich dann eines Tages einen Artikel über Tranceläufe, speziell das tibetische Lung-Gom-Laufen. Dadurch wurden meine sportkünstlerischen Ambitionen um eine Dimension erweitert. Und meine Leidenschaft für das Laufen erwachte.

Wie viele meiner Altersgenossen und Trainingspartner träumte auch ich damals von einem Leben als Tibetmönch oder Shaolin, von Einweihung in die großen Geheimlehren. Als ich dann etwas älter wurde, traten andere Träume in den Vordergrund. Ich fand eine Freundin und ging eine sehr schöne, harmonische Beziehung mit ihr ein. Jahrelang waren wir überglücklich.

Trotzdem hatte ich in dieser Zeit immer das Gefühl, dass mir etwas fehlte. Was genau es war, hätte ich nicht sagen können. Ich verstand es auch nicht, schließlich hatte ich doch alles.

Heute weiß ich, warum ich damals so unruhig war. Ich war auf der Suche nach mir selbst. Ich wollte erfahren, was das Leben zu bieten hat, was Leben überhaupt bedeutet.

Auf dem zweiten Bildungsweg machte ich das Abitur nach, begann zu studieren. Doch auch das füllte die vage Leere, die ich empfand, nicht aus. Das Gefühl der inneren Unzufriedenheit rührte, das ist mir heute ebenfalls bewusst, daher, dass ich das Glück zu sehr im Außen suchte, in Menschen, Situationen und Umgebungen.

Doch nichts kann man finden, wo es nicht ist. Es dauerte eine Weile, aber irgendwann begriff ich: Glück und Zufriedenheit wurzeln im Inneren. Also beschloss ich, ins Kloster zu gehen, um Wohnung in mir zu beziehen und die Verbindung mit meinem göttlichen Funken zu finden.

Ich trat einem Benediktinerorden bei, da dieser in seinen Regeln das Element der *stabilitas loci* besonders betont. Dabei geht es nicht in erster Linie um das Verharren an einer äußeren Stätte, dem Kloster, sondern vor allem um Stabilität in sich und mit sich selbst. Wenn man einmal gelernt hat, mit sich allein auszukommen, und das ist eine der wesentlichen Intentionen, kann man jeden beliebigen Ort aufsuchen und dort heimisch werden.

Deshalb ist das Mönchsein für mich heute gar nicht mehr so sehr, geschweige denn ausschließlich an das Klosterleben gebunden. Vielmehr ist es eine innere Ausrichtung.

Im christlichen Umfeld gibt es bereits konkrete Ansätze, das klösterliche, monastische Ideal auf den Alltag zu erweitern, beispielsweise in eine ganz normale Wohngegend zu ziehen, einer Arbeit nachzugehen und Spiritualität authentisch mit der Normalität des menschlichen Lebens zu verknüpfen.

Auf diese Weise kann man direkter und leibhaftiger am Puls der Zeit wirken. Man steht mitten im Leben und läuft weniger Gefahr, an den Menschen und ihren eigentlichen Fragen, Nöten und Sehnsüchten vorbeizugehen. Man bleibt sensibel für sich und andere – und das ist eine der Grundlagen liebevoller Anteilnahme.

Diese Form des Mönchseins wird mir von Tag zu Tag sympathischer, und ich kann mir gut vorstellen, sie eines Tages selbst zu praktizieren.

Laufen werde ich dabei weiterhin, denn das Laufen stellt für mich eine Art Körpergebet dar.

Das gemeinschaftliche klösterliche Gebetsleben besteht zum überwiegenden Teil aus dem Rezitieren und Vorlesen von Texten – im Sitzen. Die Körperregion, die dabei am meisten beansprucht wird, ist der Kopf. Alle anderen kommen häufig zu kurz – es sei denn, man tut etwas für sie (und damit zugleich auch für sich).

Früher waren die Mönche mit anstrengenden Arbeiten auf dem Feld beschäftigt oder anderweitig körperlich aktiv. (Einfache Handarbeiten dienen übrigens vorzüglich als meditative Übung der inneren Einkehr.) Dies ist heute nicht mehr so, und das empfinde ich als Manko.

Meiner Auffassung nach sollte Spiritualität Körper, Geist und Seele in Einklang miteinander bringen. Beim rein kopfbetonten Beten ist dies nicht der Fall. Daher empfinde ich jede überwiegend intellektuelle Auseinandersetzung mit dem Transzendenten als unbefriedigend.

Ich laufe täglich, Laufen ist für mich die schönste – umfassendste – Form der Meditation. Mit ihr trainiert man die seelisch-geistige Fitness und die körperliche Fitness zugleich.

Der Schauplatz dieser Meditation ist die prächtige Natur, ihr Gewinn für den Übenden eine Extraportion Lebensenergie und Daseinsfreude. Sie erhält die Gesundheit, schafft Mut, Optimismus und bereitet den Boden für tiefe, dauerhafte Zufriedenheit.

Sehnsucht nach Ganzheit –
der spirituelle Weg

Erstes Kapitel

Was ist eigentlich Spiritualität?

Das Wort »Spiritualität« ist ein relativ junger Ausdruck, der seinen Ursprung im christlichen Gesichtskreis hat. Er geht auf das lateinische Wort *spiritus* zurück, das man mit »Heiliger Geist« oder »göttliche Energie« übersetzen kann. Heute beschränkt sich dieser Begriff schon lange nicht mehr auf das Feld des Christentums; er ist längst ein fester Bestandteil der religiösen und philosophischen Sprache überhaupt geworden.

Seit jeher machen es sich alle Religionen zur Aufgabe, den Menschen Sinn, Halt und Orientierung zu geben. Dabei hat zwar jede ihre ganz eigene Ausprägung von Spiritualität, doch eines verbindet sie: Ihnen allen ist wesentlich am Glück, am erfüllten, gelungenen Dasein des Menschen gelegen. Lebensbejahende Spiritualität, wie ich sie verstehe, will den wahren Genuss am Leben wecken, das gute Potenzial des

Menschen herausschälen – und zwar ganz praktisch, im »wirklichen Leben«. Sie ist der rote Faden, an dem wir unsere Existenz ausrichten dürfen, und berührt auch Bereiche, die über die sinnliche Wahrnehmung hinausreichen. Die Spiritualität veranlasst uns, über den eigenen Tellerrand hinauszublicken, die Gesamtheit des Lebens zu erfassen und intensiver zu erleben. Sie verweist darauf, dass es zwischen Himmel und Erde mehr gibt, als man zählen, wiegen und messen kann.

Spiritualität fördert die Selbsterkenntnis und Selbstverwirklichung, denn sie klammert keinen Bereich des menschlichen Daseins aus. Sie erfüllt uns mit Be-Geist-erung für das Leben, streift uns den Mantel der Trauer von den Schultern und hüllt uns in Freude. Sie führt uns an die sprudelnden Quellen des Lebens, damit wir daraus schöpfen können. Eine solche heilsame Spiritualität ist nichts Abgehobenes; sie liebt die Welt und die Schöpfung und fordert dazu auf, am Ausbau einer schöneren Zukunft mitzuwirken. Jeder, wo er steht und wie er kann. Spiritualität gibt Mut, das eigene Leben in die Hand zu nehmen und das Beste daraus zu machen. Wenn Sie also nachhaltige Gelassenheit, erfrischende Ruhe, inneren Frieden, Zufriedenheit, Geduld, Energie, kreative Ausdauer, gesunde Selbstdisziplin und bedingungslose Liebe suchen, dann ist der Pfad der Spiritualität genau das Richtige für Sie. Sie müssen ihn nur gehen. Laufen Sie los, am besten sofort!

Meine Methode des meditativen Laufens ist ein universelles System, das auf den spirituellen Lehren der Welt beruht. Einen besonderen Schwerpunkt lege ich auf die Spiritualität des Mönchtums. Denn sie versteht es auf unverwechselbare Weise, das Wesentliche auf den Punkt zu bringen, und ist daher für jeden Mann und jede Frau leicht und schnell umzusetzen.

Ora et labora – Yin und Yang – Spiritualität und Alltag

Mehr als 1500 Jahre alt bringt der Leitspruch des Ordensgründers Benedikt von Nursia anschaulich auf den Punkt, was nötig ist, damit der Mensch seelisch und körperlich heil sein kann: *ora et labora*, bete und arbeite.

Das ist kein frommer Spruch, der nur in der Abgeschiedenheit eines Klosters Wirkung zeigt, sondern ein Programm, von dem jeder profitieren kann, auch Sie. Die Maxime »Bete und arbeite« schlägt die Brücke zwischen den zwei Welten, in denen wir uns bewegen, die zwischen dem Haben und dem Sein. Neben den Anstrengungen, die der berufliche Alltag mit sich bringt, der Sorge um die Familie, dem Streben nach dem Materiellen im Leben sehnt sich der Mensch auch nach Ruhe, Entspannung, Muße, nach Hinwendung zu tragenden und stabilen Werten.

Arbeit und Gebet – wir benötigen beides, um ganz und heil sein oder werden zu können. Wir brauchen die Mitte, denn jede Unausgeglichenheit, jede Einseitigkeit macht auf Dauer unzufrieden und krank. Ständige Schufterei schadet uns ebenso wie steter Müßiggang. Ausgleich und Gegensätze sind der natürliche Rhythmus des Seins. Tag und Nacht, hell und dunkel, süß und sauer, Glück und Leid, lachen und weinen. Ruhe und Bewegung. Yin und Yang müssen harmonisch im Fluss sein.

Der philosophische Grundgedanke des *ora et labora* wird Ihren Alltag bereichern, denn er ist auch Übungsfeld und Gradmesser einer tragfähigen Spiritualität. Wie halten Sie es mit Ihrer Arbeit? Wie gehen Sie mit sich und Ihren Kräften um? Betreiben Sie Raubbau an den Ihnen gegebenen Ressourcen? Wie behandeln Sie Ihre Mitmenschen, Kollegen, Kunden, Ihren Lebenspartner und die Dinge des täglichen Gebrauchs, die Ihnen anvertraut sind? Der respektvolle Umgang mit der Welt – vor allem auch mit sich selbst – ist eines der erklärten Ziele aller spiritueller Systeme.

Und was verbirgt sich hinter dem *Ora*? Bete – das heißt nicht, irgendwelche Texte gedankenlos frömmelnd herunterzuleiern, sondern es bezeichnet eben jenen achtsamen Umgang mit den Rohdiamanten des Lebens, die Sie zu einem funkelnden Schmuckstück verarbeiten dürfen. Doch letztlich ist es Ihre Entscheidung.

Ora et labora führt die Spiritualität aus dem geschützten Raum der Innerlichkeit in die offene Welt hinaus. Denn was nützt eine Spiritualität, die im geschlossenen Rahmen kurzfristig euphorische Gefühle erzeugt, aber wie ein Kartenhaus in sich zusammenfällt, sobald auch nur ein kleines Lüftchen weht. Sie muss sich auch in den rauen Stürmen bewähren. Gerade dann! Nur eine Spiritualität, die auf festem Fundament steht, kann Halt und Sicherheit vermitteln. Sie verlangt ein Mindestmaß an Engagement, ist aber immer ehrlich zu den Menschen. Denn heilsame Spiritualität ist alltagstauglich und »wetterfest«!

Die Frage nach Gott

Spiritualität ist immer auch mit einem höheren Wesen, einer Sphäre der Transzendenz verknüpft, die
wir Gott nennen. Lassen Sie sich dieses Wort doch
einmal kurz auf der Zunge zergehen. Welche Gefühle und Vorstellungen werden bei Ihnen wach, wenn
Sie es hören? Halten Sie einen Moment inne, und beobachten Sie, welche Bilder in Ihnen aufsteigen. Wer
oder was ist Gott für Sie? Ein alter bärtiger Mann mit
grimmigem Blick und erhobenem Zeigefinger? Ein
»Er«, eine »Sie« oder ein »Es«? Lächelt Gott Sie an? Hat
er überhaupt menschliche Züge und Eigenschaften,
oder ist er ganz anders beschaffen, unfassbar und
nicht vorstellbar?

Unzählige Menschen wollen mit Gott heute gar
nichts mehr zu tun haben. Und wer könnte es ihnen
verdenken. Denn was wurde in der Geschichte nicht
alles »im Namen Gottes« angestellt! Kriege, Verfolgun-
gen und Diskriminierungen … Oft wird Gott mit Ne-
gativem in Zusammenhang gebracht. Dabei waren es
doch die Menschen, die seinen vermeintlichen Willen
in die blutige Tat umsetzten. Und sind es mitunter
noch heute …

Man sieht Gott oft als strafenden und rachsüchtigen
Tyrannen, der all unsere Gedanken und Handlungen

pedantisch genau beobachtet und gegebenenfalls nicht zögert, drakonische Strafen zu verhängen. »Der Himmelvater schimpft!«, »Der liebe Gott ist heute böse!« hört man Erwachsene gern zu ihren Kindern sagen, wenn ein Unwetter niedergeht und es draußen donnert und blitzt.

Eine Wesenheit, der man sich total anvertrauen kann, ist Gott für viele schon längst nicht mehr. Wie denn auch! Wurde das Gottesbild doch jahrhundertelang vorwiegend mit den Farben von Angst und Schuldgefühlen gemalt. Gerade in den abendländischen Religionen ist die Beziehung von Mensch zu Gott eine vielfach streng hierarchische: hie Knecht und Magd, dort Herr, König oder Herrscher. Doch war es denn einem »Knecht« je möglich und gestattet, einen freundschaftlichen und vertrauten Umgang mit seinem »Herrn« zu pflegen? Ist da Platz für eine angstfreie Begegnung? Darf ein »Knecht« sich als freier Mensch erfahren?

Eine derartige Sichtweise entspricht nicht den Intentionen des Christentums in seinen Ursprüngen – sie ist das schiere Mittelalter.

In jenen Zeiten ging es um Macht und Unterwerfung, Ausbeutung und Strafe. Doch aus einem solchen pervertierten und überholten Gottesbild kann heutzutage kein aufgeklärter und mündiger Mensch mehr tiefe spirituelle Befriedigung beziehen. In einem sprachlich und gedanklich derart verstaubten Ambiente kann man sich nur unwohl fühlen und so rasch als möglich das Weite suchen.

Aber lassen wir die Vergangenheit vergangen sein und handeln nach dem Motto des Apostels Paulus (Philipperbrief 3,13): *»Ich vergesse, was hinter mir liegt, und strecke mich nach dem aus, was vor mir ist.«*

Begeben wir uns also lieber auf eine Expedition zu dem Gott, den Jesus als die allumfassende Liebe verkündete; dessen Wesen es ist, alle Menschen und die gesamte Schöpfung ohne Abstriche zu lieben. Und vor der Liebe muss man doch wohl kaum zittern.

Sehen wir in Gott also einen Freund, Wegbegleiter und Coach, sozusagen einen »Personal Trainer«, der die Talente von jedem von uns fördert – zum Wohle des Einzelnen und des Teams, in dem wir alle spielen, dem spirituell verantwortungsbewussten Team von Mitmensch und Gesellschaft.

Für mich ist Gott der Lebensspender, der mich in meine gegenwärtige Existenz gerufen hat, die pulsierende Energie, die mich in schönen und weniger guten Augenblicken begleitet, mich ermutigt, das mir geschenkte Leben liebend anzunehmen und das Beste daraus zu machen.

Die Sprache Gottes ist die all seiner schillernden Kreationen. Vor allem aber spricht er über seine buntesten Geschöpfe zu uns, die Menschen in ihrer ganzen staunenswerten Vielfalt. Jeder von ihnen hat eine Botschaft für Sie parat. Lauschen Sie achtsam. Und schauen Sie genau hin.

Suchen muss man Gott daher nicht. Er findet uns. Gott, oder welchen Namen man auch immer dafür verwendet, ist überall erfahrbar und beschränkt sich nicht auf bestimmte Orte, Kulturen oder Religionen.

Er weist uns auch jenen etwas anderen Weg der Spiritualität, nach dem Sie vermutlich schon länger Ausschau halten. Denn letztlich sehnen wir uns doch alle nach einer Spiritualität, die das Wunder des Lebens klar und unverstellt bejaht.

Spirituelle Erfahrungen selbst verkosten

Der Hunger nach spirituellen Werten, die in einer reizüberfluteten Zeit Orientierung verschaffen, ist heute so groß wie nie zuvor. Gleichzeitig ist zu beobachten, dass die traditionellen Institutionen, die sich die Aufgabe gestellt haben, die Schar der Suchenden zu sättigen, immer weniger Zulauf verzeichnen. Warum vermögen die Kirchen die Sehnsucht der Menschen nach allumfassender Ganzheit nicht mehr zu stillen?

Nun, einer der Hauptgründe des Verdrusses der Menschen an der Religion liegt meines Erachtens darin, dass viele keine eigenen spirituellen Erfahrungen (mehr) machen. Selbstverständlich werden in allerlei Andachten und Predigten die Erkenntnisse der heiligen Schriften – Rezepte für ein sinnhaftes, erfülltes, glückliches Leben – verlesen und eingehend erläutert. Doch wird dabei nicht häufig über die Köpfe der Anwesenden hinweggesprochen? So überzeugt und begeistert man niemanden.

Und umgekehrt: Dem Koch verzückt (oder auch gelangweilt) zuzuschauen, reicht halt nicht. Nach den Rezepten, die er vorstellt, muss man auch kochen, um in den Genuss der Köstlichkeiten zu kommen. Und seine eigenen Erfahrungen zu machen.

Vielleicht versuchen Sie es gleich einmal. Besorgen Sie sich würzige, gehaltvolle spirituelle Zutaten, und beginnen Sie, sich köstliche Mahlzeiten zuzubereiten, die Ihre Lebensgeister wecken, Ihre wundersame Seele, aber auch Körper und Geist mit aufbauenden Nährstoffen versorgen. Für den Anfang können Sie sich einen seriösen (!) spirituellen Hauben- oder

Sternekoch suchen, der Sie in die Grundlagen ein-
führt. Vielleicht holen Sie sich auch aus Büchern ge-
eignete Anregungen. Oder Sie lesen einfach weiter.
Wohl bekomm's!

Zweites Kapitel

Heilsame Spiritualität

Geerdete Spiritualität

Lassen Sie uns zunächst noch ein wenig von Zutaten und Bezugsquellen sprechen.

Sie sehnen sich nach einer Spiritualität, die auf die Menschen zugeht und sie dort abholt, wo sie gerade stehen? Die ihnen Mut zuspricht, sie aufbaut und wie wohltuender Balsam auf seelische Wunden wirkt? Eine, die sich nicht in schönen Worten erschöpft – und schon gar nicht von oben herab Drohungen ausstößt? Gibt es nicht, meinen Sie?

Schauen wir doch einmal. Vielleicht finden wir im Garten der alten spirituellen Weisheiten ja ein paar wohltuende Heilkräuter, mit denen wir uns den Eintopf des Alltags sinnvoll veredeln können.

Im Wirkungskreis des Mönchstums kennen wir eine Lebensingredienz, die man als »geerdete Spiritualität«

bezeichnen könnte. Eine vitalisierende Spiritualität, die den Menschen umarmt, ohne ihn zu erdrücken oder zu verurteilen. Die sich unserer Sorgen, Nöte und Sehnsüchte annimmt.

Jesus hat diese geerdete Spiritualität in großartiger und sehr anschaulicher Weise vorgelebt. Er trat allen Menschen ohne Ansehen von Person, Status, Geschlecht, Alter, Herkunft oder Besitz gegenüber. Er akzeptierte sie so, wie sie waren. Und wirkte allein dadurch schon heilend. Die Scharen seiner »Fans« konnten sich ihm unverstellt nähern, in der Nacktheit des Herzens. Sie brauchten dafür keine Masken zu tragen oder in fremde Rollen zu schlüpfen. Sie durften einfach nur sie selbst sein.

Vielleicht gibt es auch in Ihrem Leben Menschen, die Ihnen das Geschenk einer vorbehaltlosen Annahme und Liebe (haben) zuteil werden lassen. Ich kann es Ihnen nur von Herzen wünschen, denn diese Erfahrung ist in unseren Tagen leider eine seltene Pflanze geworden.

Die geerdete Spiritualität verurteilt nichts an Ihnen, auch nicht Ihre sogenannten schlechten Eigenschaften. Sie belastet sie nicht mit lähmenden Schuldgefühlen, sondern setzt, wenn Sie so wollen, sogar noch eins drauf, indem sie gerade in Ihren Ecken und Kanten, in Ihren »negativen« Seiten, die große Chance erkennt, Ihnen als Anstoß für eine positive Neuausrichtung zu dienen.

Über Ihre persönlichen Schwächen spricht Gott zu Ihnen – in unverstellter Liebenswürdigkeit und ganz, ohne Sie zu verdammen.

Die geerdete Spiritualität fördert die vollkommene Selbstannahme Ihrer eigenen Person in allen ihren Facetten, mit all ihren Stärken und Schwächen. Angestrebt wird eine gesunde Selbstliebe, die zugleich die Voraussetzung für Nächstenliebe darstellt. Denn den Vorschlag »*Liebe deinen Nächsten wie dich selbst*« (nach Lukasevangelium 10,27) kann nur annehmen, wer sich selbst annimmt – in all seiner Fülle, mit all seinen Unzulänglichkeiten.

Vom Winter in den Frühling

Wenn Sie sich schließlich selbst einmal gefunden haben, sich annehmen und lieben lernen, dann können Sie gar nicht mehr anders, als in Zukunft auch Ihre Mitmenschen so willkommen zu heißen, wie sie gerade sind. Ohne jedes Wenn und Aber. Ohne jegliche Anstrengung, ganz aus freien Stücken (und nicht etwa aufgrund irgendwelcher von außen an Sie herangetragenen moralischen Prinzipien) wird diese dem »Nächsten« zugewandte Haltung zum festen Bestandteil Ihrer Persönlichkeit.

Unzufriedenheit mit der eigenen Person entsteht in der Regel, wenn man sich ständig mit anderen misst. Seien Sie ehrlich: Wie viele Ihrer Gespräche drehen sich um Dritte? Dies und das passt einem nicht an der und dem! Wenn er oder sie anders wäre, dann wäre alles einfacher und so weiter. Wer tief in seinem Herzen mit sich selbst in Zwietracht lebt, kann die Menschen um sich herum nicht einfach so sein lassen. Machen Sie sich auf, dem ein Ende zu setzen! Die Lebensqualität, die daraus erwächst, ist ungemein befreiend, so, als ob nach den langen Tagen des Winters endlich die ersten Frühjahrsboten spürbar würden. Dann blühen Sie auf wie eine junge Knospe, die von der Sonne wachgeküsst wird und die Welt um sich herum in Schönheit kleidet. Dann leben Sie in zustimmender Annahme Ihrer selbst und der übrigen Menschheit.

Und wissen Sie, was das Tollste daran ist? Es ist lebbar und keine Utopie! Auch Sie können diesen unvergleichlichen Frieden verspüren, glauben Sie mir. Sie müssen es nur wollen.

Selbstannahme führt schließlich auch zur Selbstverwirklichung. Sie entdecken die Ihnen gemäße

Bestimmung auf dieser Welt. Und das ist keineswegs eine neue Erkenntnis. Bereits die alten spirituellen Meister vertraten die Auffassung, dass Gotteserfahrung und Selbsterfahrung, also die Erkundung der eigenen Tiefen, in engem Zusammenhang stehen.

Doch statt die eigenen Schatten, die im Grunde unsere größten Lehrmeister sind, freundlich zu begrüßen, sie hereinzubitten, um uns von ihnen unterweisen zu lassen, versperren wir ihnen die Tür. Sie halten sich allerdings nicht an unsere Regeln und kommen trotzdem hereinspaziert. Bei uns sorgt diese Überrumpelungsaktion für Verwirrung und Unruhe.

Kurzfristig mag es gelingen, unsere dunklen Aspekte zu vertreiben. Das hindert sie aber nicht daran, alsbald wieder Einzug zu halten – zu allem Überfluss mit guten Freunden im Schlepptau. Und Herr im Haus ist man dann bestimmt nicht mehr.

Doch wie können wir lernen, nutzbringend mit unseren Schatten umzugehen?

Von den Schatten lernen – zur Weisheit gelangen

Bestimmt haben auch Sie sich schon einmal maßlos über etwas oder jemanden aufgeregt? Erlebt, dass Ihnen eine unsagbare Hitze in den Kopf stieg und es tief drinnen zu hämmern begann? Ihr Herz raste im Galopp dahin, und Sie verwandelten sich emotional in einen Vulkan, der kurz vor dem Ausbruch stand und unter dessen feurig-flüssiger Lava all Ihre Besonnenheit begraben wurde wie einst Pompeji unter der Asche des Vesuvs.

In solchen Augenblicken ist es, als fiele ein tiefer, breiter Schatten auf die Landschaft der Seele. Und das ist auch gut so.

Denn den alten Lehren zufolge sind diese seelischen Schatten – negative Emotionen wie etwa Zorn, Hass, Eifersucht, aber auch Traurigkeit oder Neid sowie belastende Lebenssituationen und Krisenzeiten – dazu da, uns den Weg in ein harmonisches, gelungenes Dasein zu bahnen.

Das, was wir heute als Schatten bezeichnen – die dunklen Aspekte der Seele –, wurde sowohl in den Traditionen des Ostens als auch im westlichen Mönchtum »Dämonen« genannt. Ganz grob übersetzt bedeutet das griechische Wort *daimonion* »innerer Antrieb«. Hinter diesem Ausdruck, mit dem wir heute in der Regel leider nur irgendwelche Fratzen, Besessenheiten und abscheuliche Wesenheiten assoziieren, verbirgt sich eine alte, aber äußerst feinsinnige Lehre vom menschlichen Verhalten.

Vergessen wir alle Horrorgeschichten, denn in unserem spirituellen Zusammenhang spielen sie eine zu vernachlässigende Rolle, und konzentrieren uns auf den Kern der alten Lehre. Die Weisen scherten sich weniger um das äußere Erscheinungsbild der zahlreichen Dämonen, wiewohl sie natürlich auch davon gewisse Vorstellungen hatten, doch im Mittelpunkt des Interesses stand ihre raffinierte Arbeitsweise.

Die Meister hielten die Dämonen, also die heißkalten Wallungen unserer Seele, für Luftwesen, die die Menschen genau beobachten, ihre Gedanken lesen, ihre Körperhaltungen eingehend studieren, um zu erkunden, was die armen Tröpfe gerade plagt. Sobald sich der Dämon darüber Klarheit verschafft hat, gießt er das jeweils genau passende Öl ins Feuer. Die Dämonen warten auf die Gelegenheit, dem Menschen ein Bein zu stellen, um ihn zu Fall zu bringen. Sie halten ihn von wichtigen Aufgaben ab, da seine ganzen Energiereserven, wertvolle Stunden, unwiederbringliche Tage, ja oft ein ganzes Leben, für letztlich unproduktive Gemütswallungen verschwendet werden.

Nehmen wir als Beispiel den Dämon der Eifersucht. Er wäre gegebenenfalls sofort zur Stelle und würde Ihnen Gedanken einflüstern, die Ihre Gefühle hochschaukeln und sie beinahe unbeherrschbar machen. Man empfindet es dann so, als säße man in einer emotionalen Achterbahn und habe jegliche Kontrolle verloren.

Wer vor Wut außer sich ist, demonstriert anschaulich die Aufgabe der Dämonen: das Leben durcheinander zu bringen und den Menschen aus seiner Mitte zu stoßen.

»Und wozu sollte das gut sein?«, werden Sie fragen.

Nun, die geerdete Spiritualität sieht das Leben nicht nur schwarz-weiß. Daher weiß sie auch in den Dämonen das Gute zu sehen. Sie bewirken beziehungsweise verschärfen eine Krise. Und jede Krise birgt die Chance in sich, das Ruder herumzureißen und unserer Existenz eine neue, sinnvolle Richtung zu weisen.

Nach Ansicht der Meister obliegt den Dämonen die Aufgabe, den Menschen aus seinem Schlummerdasein aufzurütteln und ihn zu motivieren, endlich sein Leben aufzunehmen.

Auf Dauer machen negative Gedanken krank. Das wäre dann die äußerste Konsequenz der Unterweisung. Denn spätestens dann muss man anfangen nachzudenken, was man ändern muss, um heilen zu können.

Doch so weit muss und sollte es nicht kommen. Werden Sie daher rechtzeitig Chef im eigenen Haus. In diesem Prozess dienen die Dämonen als Ihre Lehrmeister. Sie haben Ihnen viel zu sagen. Hören Sie zu.

Wenn Sie also das nächste Mal zornig, eifersüchtig, traurig usw. sind, erkundigen Sie sich, was Ihnen die Dämonen mitteilen möchten. Lassen Sie sich auf die Unterhaltung ein, horchen Sie tief in sich hinein. Sie werden erstaunt sein, was Ihnen alles klar werden wird.

Eine Einsicht könnte sein: Es gibt niemanden, der Sie von außen wütend macht. Sie selbst sind es, der bereitwillig in Zorn gerät. Sie erteilen Ihr Einverständnis dazu.

Eine andere mögliche Erkenntnis: Wenn Sie bestimmte Menschen nicht mögen oder sogar hassen, liegt es meistens daran, dass sie Eigenschaften haben, die auch Sie gern hätten oder leben würden – Sie trauen sich nur nicht. Auch könnte es sein, dass andere Ihnen etwas spiegeln, das Sie selbst nicht an sich mögen.

Die Lehre von den Dämonen verschafft uns eine ganz besondere Chance, mit der eigenen negativen

Gefühlswelt, den Schattenzonen der Seele, Kontakt aufzunehmen, sie ins Licht zu holen und in etwas Positives zu verwandeln.

Die dunklen Flecken der Innenwelt werden nach außen verlegt. Damit verschafft man sich ein Gegenüber, dem man ins Angesicht blicken und mit dem man Zwiesprache halten kann. Der ärgste Druck wird damit schon einmal von der Seele genommen.

Die Lehre von den Dämonen ist eine Psychologie, die alle Regungen der menschlichen Seele mit außerordentlichem Feingefühl betrachtet. Dabei bedient sie sich mythologischen Gedankenguts.

Von Anbeginn an versuchen die Menschen, sich anhand von bildhaften Geschichten Antworten auf wichtige Fragen des Lebens zu geben.

Die wissenschaftlich-analytische Auseinandersetzung mit den verschiedenen Bereichen der menschlichen Existenz ist eine vergleichsweise junge Erscheinung. Im Abendland setzte sie mit dem Aufkommen der ersten Philosophien in Griechenland ein.

Vorher bediente man sich verschiedener Geschichten (Mythen), etwa um die Entstehung der Welt zu erklären. Denken wir nur an die wunderbaren Geschichten der Bibel, die mit anschaulichen Bildern erzählt, wie die Welt begann und die ersten Menschen erschaffen wurden.

Die Menschheit ist weit tiefer mythologisch geprägt, als man in unserer hoch technisierten Welt vielleicht meinen möchte.

Damit möchte ich natürlich keinerlei Ablehnung der modernen Wissenschaften zum Ausdruck bringen. Das wäre unsinnig und völlig weltfremd. Gerade die Naturwissenschaften drücken unsere heutige Suche nach Erklärungen für die ungelösten Rätsel des Geheimnis Lebens aus. Die Fortschritte in den verschiedensten Forschungsbereichen, angefangen von der Medizin bis zu den einzelnen Bereichen der Technologie, tragen dazu bei, uns das Dasein leichter und angenehmer zu gestalten. Sofern Forschung in guter Absicht geschieht, sich in den Dienst der Menschheit stellt und respektvoll mit der Schöpfung umgeht, ist sie ein enormer Gewinn für uns und die nachfolgenden Generationen.

Doch nun wieder zurück zu den Dämonen (die wir heute übrigens auch als Archetypen bezeichnen könnten). Der ursprünglichen Überlieferung nach wird der Mensch insbesondere von den folgenden acht beeinflusst.

Die acht Hauptdämonen und ihre Wirkung

Dämon der Völlerei

Er animiert den Menschen, sich mit allen erdenklichen Dingen vollzustopfen. Nicht bloß mit Essen, sondern auch mit dem Allerlei von Aktivitäten, welches das gesellschaftliche Drumherum so zu bieten hat. Das Gefühl des Nicht-genug-Kriegens und die Angst des Zu-kurz-Kommens gehen damit einher. »So viel als möglich in kürzester Zeit zusammenraffen und erleben!«, so dröhnt es. Man ist überall, aber nirgendwo und völlig außer sich. So irrt der Mensch entwurzelt und unbeheimatet durch das Leben. Übersättigt von einem Gefühl der Leere.

Dämon der Unzucht und Unbeherrschtheit

Bei »Unzucht« denkt man unweigerlich an Sex. Als unzüchtig wird jemand bezeichnet, der ein sexuell lockeres, ausschweifendes Leben führt. In unserem Zusammenhang geht es aber um die ursprüngliche Bedeutung des Wortes Unzucht: Unbeherrschtheit.

Diese Bezeichnung bringt die Absicht dieses Dämons besser zur Geltung. Er verlockt den Menschen dazu, sich nur von den Bedürfnissen des Augenblicks leiten zu lassen, und die ändern sich im Nu. So wird man zu einem Zerstreuten, der ein unruhiges, chaotisches Dasein fristet, nichts im Leben wirklich zu Ende bringt und letztlich an der Sinnlosigkeit verzweifelt.

Der Betroffene kann sich nicht auf das Wesentliche konzentrieren, etwa auf seine Arbeit oder die Menschen, mit denen er zu tun hat. Zu einer gesunden, wohltuenden Disziplin sind solche Menschen praktisch unfähig. Sie leiden darunter, fühlen sich aber nicht in der Lage, etwas dagegen zu tun.

Dämon der Habsucht

Er flüstert dem Menschen ein, er sei nur wertvoll und liebenswert, wenn er viel besitze. »Hast du was, dann bist du was!« Damit immer mehr und noch viel mehr in Besitz genommen werden kann, muss fleißig gestrampelt werden, von früh bis spät.

Diesem Ziel hat sich alles andere unterzuordnen. Es fordert die gesamte Aufmerksamkeit, alle Zeit. Sogar die Gesundheit darf darunter leiden, nichts ist wichtiger als das Habenwollen. Alles, was dem Erreichen von Macht, Prestige und Ansehen nicht förderlich ist, wird als Zeitverschwendung angesehen. Familie und Freunde geraten oft ins Hintertreffen.

Dämon der Traurigkeit

Er verleitet den Menschen zu ständigem Grübeln. Die Folge: Man gibt sich häufig Tagträumen hin und bezieht seinen festen Wohnsitz im Wolkenkuckucks-heim der Illusion. Doch sobald die Realität an die Tür klopft, werden dessen Gemäuer leicht brüchig.

Wenn Wunschdenken und die tatsächlichen Lebensumstände nicht zusammenpassen, verfällt man in tiefe Traurigkeit. Und die hält einen davon ab, sich das Leben sinnerfüllt zu gestalten. Statt sich des gegenwärtigen Augenblicks zu freuen, trauert man verlorenen Chancen, Beziehungen und Zeiten nach.

Dämon des Zorns

Die vom Zorn gebeutelte Seele lässt sich nur schwer besänftigen. Bloß ein kleiner Funke ist nötig, um den Brand zu entfachen.

Geschickt legt dieser Dämon dem Menschen Scheuklappen an, damit er auch ja den Blick auf genau die »richtigen« Situationen lenkt. Ein falsches Wort kann reichen, einen Hitzkopf aus ihm zu machen. Und der Wutanfall lässt dann nicht lange auf sich warten.

Die Gedanken laufen Amok, der Verstand wird auf unbestimmte Zeit in die Wüste geschickt. Sturmfreie Bude für den Dämon des Zorns. Dieser spielt in vielen verschiedenen spirituellen Systemen eine wichtige Rolle. So heißt es in der Bibel etwa: *»Die Sonne soll über eurem Zorn nicht untergehen!«* (Epheserbrief 4,26). Das beschreibt aussagekräftig die Methode, derer sich dieser Dämon bedient.

Das ganze Leben kann so vom Gefühl des Zorns überschattet werden, dass die Wahrnehmung der Welt im Dunkeln versinkt.

Dämon der Akedie

Von ihm erhielten die Mönche des Altertums regelmäßig Besuch. Und auch heute noch macht er häufig auf sich aufmerksam. Doch der Dämon der Akedie beschränkt sich nicht mehr auf eine spezielle Berufsgruppe.

Wer von Akedie heimgesucht wird, verspürt eine tiefe Unzufriedenheit mit sich selbst und seiner ganzen gegenwärtigen Existenz. Akedie programmiert die gesamte Gefühlssoftware auf »Frust«. Man ist von seinem Beruf angewidert, von den Menschen, mit denen man es regelmäßig zu tun hat, vom Ort, an dem man leben muss, usw.

Eine alles ablehnende Haltung wird an den Tag gelegt. Die Zeit scheint dahinzuschleichen, gegen jeden und alles wird die Dreckschleuder der abwertenden Kritik gerichtet, nur um sich eine kurze Weile besser zu fühlen.

Betroffenen fehlen meistens eindeutige Ziele. Oder sie wollen das Beste sofort. Ohne Anstrengung und

Aufwand. Nicht Schritt für Schritt will es der Mensch dorthin bringen, nein er will schon da sein. Auf dem Gipfel. Dadurch verliert er sich in trügerischen, viel zu hoch gesteckten Zielen. Deprimiert wendet er sich dann wieder ab und zieht sich ins Schneckenhaus des Selbstmitleids zurück. Für sein Versagen macht er die anderen verantwortlich – und hasst sie dafür.

Er bekundet lautstark Forderungen nach allen Seiten – oder ergeht sich in inneren Monologen. Das nagt an der Substanz, verzehrt Unmengen an Energie und höhlt den Menschen innerlich aus.

Ein Ausweg aus der Krise scheitert an mangelnder Vitalität. Akedie ist durch ein Gefühl der Sinnlosigkeit, gepaart mit einer depressiven Grundstimmung, gekennzeichnet. Mitunter kommt es zu Suizidgedanken. Unstillbare Müdigkeit trägt dazu bei, dass der Betroffene sein Gefängnis nicht verlassen kann.

Dämon der Ruhmsucht

Endlos hält sich der Ruhmsüchtige vor Augen, was für ein toller Hecht er doch sei, ein Übermensch, perfekt und unnachahmlich, der Maestro in Sachen Lebenskunst und Weisheit. Das muss doch allen gezeigt werden.

Dieser Dämon schleicht sich durch das Hintertürchen der Gefallsucht ein. Was die übrigen Dämonen nicht vermochten, für ihn ist es leichtes Spiel. Besser, klüger, schöner, erfolgreicher, beliebter und reicher zu sein als die anderen Mitspieler im Theater des gesellschaftlichen Dünkels ist für Ruhmsüchtige ein erstrebenswertes Ziel.

Nicht das Sein regiert seine Welt, sondern der Schein. Man fühlt sich wohl im Rampenlicht der bunt geschminkten Inhaltslosigkeit.

Der Dämon der Ruhmsucht ist jederzeit und überall anzutreffen. Wer von uns möchte nicht berühmt sein, gerühmt werden? Der Geist der Eitelkeiten weht, wo er will.

Dämon des Stolzes

Mit stolzgeblähter Brust marschieren die Opfer dieses Dämons in der Gegend herum – sowohl im buchstäblichen Sinn des Wortes als auch im übertragenen. Stolz pumpt das kleine, unsichere Ego derart auf, dass man förmlich den Boden unter den Füßen verliert, in den Lüften schwebt und auf andere herabschaut.

Man hält sich für etwas Besseres, meint, sich mit dem Fußvolk nicht abgeben zu müssen. Die anderen können einem nicht das Wasser reichen. »Die sind mir zu blöd, zu ungebildet und überhaupt …« So spricht der Dämon des Stolzes.

Die Dämonen der Gegenwart

Diese acht Dämonen sind es, die auch unter der Bezeichnung »Acht-Laster-Lehre« subsumiert werden. Doch den genannten Urdämonen kann eine lange Reihe anderer hinzugefügt werden. Denn jede Zeit bringt ihre eigenen hervor.

Für heute fallen mir spontan folgende ein: Süchte aller Art wie Drogen-, Spiel- oder Kaufsucht, Jugend- und Schönheitswahn, Sexsucht, Magersucht, die Sucht nach Unterhaltung und Ablenkung, krankhafte Egomanie, die keinen Raum für Mitgefühl lässt, Mobbing usw.

Drittes Kapitel

Die Antirrhetische Kunst

Wenn wir von unseren Dämonen profitieren wollen, sind im Umgang mit ihnen einige Kniffe zu beachten, die uns die großen Meister hinterlassen haben.

Das Wichtigste zuerst: Lassen Sie sich keinesfalls einschüchtern, wenn sich einer Ihrer Dämonen bei Ihnen blicken lässt.

Die Emotionen, von denen sie begleitet werden, können sehr intensiv sein und Sie durcheinanderwirbeln gleich einer Nussschale in einem Sturm auf hoher See. Beobachten Sie genau, wann die Dämonen bei Ihnen auftauchen: zu welcher Tageszeit, an welchen Orten es häufig der Fall ist, in Gegenwart welcher Menschen oder bei welchen Aktivitäten.

Das ist Ihr erstes Meeting mit ihnen. Sperren Sie sie nicht aus, sondern gewähren Sie ihnen Einlass. Das empfahl besonders Antonius der Große (251–356), der charismatische Ideenlieferant des westlichen

Mönchtums, der im Alter von 105 Jahren noch voller geistiger und körperlicher Vitalität war und seine Schüler täglich unterwies.

Darüber hinaus betonte er die Bedeutung des Humors im Umgang mit den Dämonen. Ein wirksames Mittel sei, sie einfach aus- und wegzulachen.

Eine ganz spezielle Form der Auseinandersetzung mit den Dämonen stellt die Antirrhetische Kunst dar. Sie besteht darin, etwaigen negativen Gefühlen, Gedanken und Handlungen, die daraus folgen, einen positiven Gegenpol gegenüberzustellen.

Wenn Sie zum Beispiel in Versuchung kommen sollten, Tratsch über jemanden zu verbreiten, widerstehen Sie ihr und machen das Gegenteil. Führen Sie sich die guten Eigenschaften der betreffenden Person vor Augen und sprechen Sie darüber. Sie werden erleben, dass sich das sehr viel besser anfühlt.

Diese Übung können Sie auch machen, wenn Sie in Gefahr geraten, Ihre eigenen Fähigkeiten zu unterschätzen und sie niederzumachen. Schlechtes Gerede aber – auch und gerade über sich selbst – powert total aus.

Das schließt berechtigte Kritik keinesfalls aus. Nur das Wie ist die Frage. Sie können einem Menschen Ihre Meinung wie einen nassen Fetzen ins Gesicht schleudern oder sie ihm wie einen Mantel umlegen, einfühlsam, respektvoll, menschlich.

Um eine Metamorphose zum Positiven hin einzuleiten, ist es unerlässlich, seine Dämonen anzunehmen und auch bereit zu sein, von ihnen zu lernen. Solange Sie sich gegen sie sträuben, bleiben sie bei Ihnen.

Akzeptanz nimmt Ihnen die Angst vor ihnen. Es ist wie bei einem Hund. Wenn er merkt, dass man sich vor ihm fürchtet, wird er stark, verliert jeglichen Respekt. Im Extremfall beißt er sogar. Doch wenn man sich ihm langsam, liebevoll und offen nähert, fängt er an, mit dem Schwanz zu wedeln, und wird zu einem freundlich gesinnten Spielkameraden.

Ein Beispiel aus meiner Lebenspraxis

Vor Jahren habe ich einmal in einem größeren Unternehmen gearbeitet und musste am eigenen Leib erfahren, was es heißt, gemobbt zu werden.

Alles fing an, als ich befördert wurde. Drei meiner Kollegen wurden darob sehr neidisch beziehungsweise eifersüchtig auf mich und ließen es mich Tag für Tag spüren.

Sie erwiderten meinen Gruß nicht länger. Sie wendeten den Blick ab, wenn ich den Raum betrat. Meine Person wurde komplett ignoriert. Sie sprachen hinter meinem Rücken, damit ein möglichst schlechtes Licht auf mich fiel. Das ganze Repertoire aus der Trickkiste des Mobbings.

Für mich wurde die Situation immer belastender. Bald stellten sich auch psychosomatische Beschwerden ein, Migräne und Magenschmerzen. Nächtelang konnte ich nicht schlafen.

Meine Gefühle den drei Kollegen gegenüber wurden natürlich auch nicht gerade freundlicher. Nach dem Motto »*Auge für Auge, Zahn für Zahn!*« (Buch Exodus 21,24) versuchte ich ihnen alles heimzuzahlen.

Die Fronten verhärteten sich. Ablehnung stand gegen Ablehnung. An einen schönen, zufriedenstellenden Arbeitstag war unter diesen Umständen nicht mehr zu denken, das können Sie mir glauben.

Ich sprach mit Freunden darüber, was meine innere Anspannung zwar etwas milderte, die Situation im Betrieb aber nicht verbesserte.

Am einfachsten wäre es wahrscheinlich gewesen, die Kündigung einzureichen. Aber ich liebte meinen Job. Und mit den vielen anderen Kollegen, die ich hatte, kam ich auch bestens klar. Außerdem liegt es mir nicht, einfach die Flucht anzutreten. Nein, ich setzte mir in den Kopf, der ganzen Angelegenheit eine positive Richtung zu geben.

Und da ich schon immer spirituell interessiert war und unterschiedliche Praktiken regelmäßig übte, stieß ich eines Tages auf die erwähnte Antirrhetische Kunst. Ich entschloss mich, sie praktisch zu erproben.

In der gegebenen Situation verlangte die Antirrhetische Kunst von mir, meinen Widersachern Gutes zu tun, ihnen Gutes zu wünschen und die vorliegende Sachlage zu akzeptieren. Anfangs hatte ich damit enorme Schwierigkeiten, denn mir fehlte schlicht und ergreifend die nötige Kraft dafür. Zudem hatten sich die Ressentiments, die ich meinen Kollegen entgegenbrachte, tief in mein Verhalten eingebrannt.

Ich hätte mir lieber die Zunge abgebissen, als diesen Typen auch nur das geringste bisschen Wohlwollen zu schenken. Mein gekränkter Stolz war nicht zu ignorieren. Demzufolge blieb das Klima im Betrieb vergiftet.

Doch ich wollte ja nicht so weitermachen. So begann ich, wenn auch zunächst noch widerwillig, meine Denkgewohnheiten in kleinen Etappen einer liebevollen Selbstdisziplin zu unterziehen. Schließlich schickte ich meinen drei Kollegen liebevolle, aufbauende Gedanken wie »Friede sei mit Dir!« und »Ich wünsche dir viel Liebe, Freude, Licht und Segen«.

Wann immer ich mit ihnen zusammentraf, praktizierte ich diese Art des inneren Betens. Am Anfang zweifelte ich noch und konnte mir nicht recht vorstellen, dass diesem Unternehmen tatsächlich Erfolg beschieden sein könnte. Als sich die gewünschten Resultate nicht umgehend einstellten, wurde ich ungeduldig.

Aber siehe da, nach ein paar Wochen kam Bewegung in die Sache. Es gelang mir, die dicke Luft, die uns trennte, zu verdünnen. Damit wurde eine Veränderung zum Positiven möglich. Schließlich realisierte sie sich auch. Über anfängliche Smalltalks hinaus entwickelte sich ein entspanntes Miteinander. Mit der Zeit ergab sich sogar wieder ein freundschaftliches Verhältnis, das auch heute noch besteht.

Das Ganze mag Ihnen unglaublich erscheinen, aber es ist tatsächlich so gelaufen. Mithilfe der Antirrhetischen Kunst konnte ich die verhärteten Fronten auflockern – vor allem die in mir selbst. Auf diese Weise wurde der Weg für Neues frei. *»Ihr habt gehört, dass gesagt worden ist, du sollst deinen Nächsten lieben und deinen Feind hassen. Euch, die ihr mir zuhört, sage ich: Liebt eure Feinde [innere wie äußere] und tut denen Gutes, die euch hassen. Segnet die, die euch verfluchen.«* (Matthäusevangelium 5,43; Lukasevangelium 6,27–28)

Das Wichtigste an der Antirrhetischen Kunst ist, den angestrebten Zustand nicht zwanghaft herbeizusehnen. Und man muss auch nicht gleich unendlich viel Liebe für die Menschen oder Umstände empfinden, die einem das Leben schwer machen. Besser geht es ohne innere Verkrampfungen und verbissenen Erfolgsdruck.

Sie sollten mit einer gewissen Regelmäßigkeit und etwas Geduld an die Sache herangehen, denn Veränderungen brauchen Zeit, vor allem dann, wenn sie von Dauer sein sollen.

Die Antirrhetische Kunst ist ein exzellenter Weg, die eigenen Schatten – die Dämonen – zu transformieren. Dabei lernt man sich selbst so anzunehmen, wie man ist, ohne sich aufgrund unliebsamer Eigenschaften selbst fertig zu machen und die Seele in den Staub zu beugen.

Lernen Sie sich auch zu lieben, wenn Sie zum Beispiel von Hass- oder Rachegelüsten getrieben werden. Gerade dann ist es nötig. So lernen Sie auch, andere anzunehmen, wie sie kommen.

Sagen Sie aufrichtig Dank auch für Lebenssituationen, in denen Sie sich nicht wohlfühlen, und für alle Krisen, die Sie durchlaufen. Das Leben hält viele Lektionen für uns bereit, aus denen wir lernen sollen, um reifen zu können.

Die angenehmen Seiten des Daseins nehmen wir alle gern an, gegen die negativen Erfahrungen sträuben wir uns. Akzeptieren Sie sie.

Denn solange Sie nicht bereit sind, das für Sie Bedeutsame daraus zu lernen, kommen Sie aus solchen Situationen auch nicht heraus.

Es ist wie beim Schwimmen. Wenn Sie sich gegen das Wasser wehren und hektisch darin herumstrampeln, kommen Sie keinen Meter weiter und gehen womöglich noch unter. Geben Sie sich dem Element dagegen hin und arbeiten mit dem Wasser statt gegen es, erreichen Sie auch das Ufer.

Sagen Sie deshalb auch für die weniger schönen Seiten und Momente in Ihrem Leben Dank, dann vergehen sie wie von selbst. Und Sie sind wieder mal über einen Schatten gesprungen.

Viertes Kapitel

Die Meditation

Die Assistentin der Spiritualität

Jeder Spiritualität, die unsere Lebensgeister aus der Dämmerung des automatischen Funktionierens herausführen und uns zu einer erfüllten Existenz geleiten möchte, steht als verlässliche Partnerin die Meditation zur Seite.

Wie viele Menschen habe auch ich mit dem Begriff »Meditation« früher immer eine ganz bestimmte Vorstellung verbunden: die eines alten Eremiten, der sich von der Reizüberflutung der Zivilisation auf die Höhen der Berge, in die Kargheit der Wüste oder die Tiefen des Waldes zurückzieht und den Weg der inneren Versenkung einschlägt.

Doch keine Sorge: Um in den Genuss der Früchte der Meditation zu kommen, müssen Sie kein Einsiedler werden – schon allein, weil das Ziel ja darin besteht, den Alltag gut zu bewältigen. Der Ursprung des Begriffs »Meditation« lässt sich vom indogermanischen Wortstamm *med* (»messen«) ableiten, der auch im lateinischen *meditari* (»sich zu eigen machen«, »Maß nehmen«) aufscheint. Am treffendsten aber eröffnet »in die Mitte gehen« (*in medium ire*) den Sinn und das Ziel jeglicher »Meditation«.

Es geht darum, unter die Oberfläche des eigenen Lebens zu schauen. Die über die Jahre gewachsenen, fortwährend abgespulten Gedankenmuster und Handlungen werden durchleuchtet, um zu erfahren: »Ist es wirklich das, was ich will?« In der Meditation nehmen Sie den offenen Vieraugendialog mit Ihrer Existenz auf. Und die Erkenntnisse, die Sie daraus gewinnen, motivieren Sie gegebenenfalls, die Richtung, die Ihr Leben nimmt, zu korrigieren.

Mit ekstatischem Rückzug aus Zeit und Raum, wie viele Anfänger meinen, hat Meditation zunächst nichts zu tun. In der ersten Phase besänftigt sie – und das ist doch eigentlich viel besser – Ihren richtungslosen Geist und Ihre aufgewühlte Seele. Zugleich verschafft sie Ihrem abgehetzten Leib Ruhe und Energie. Daraus erwächst Ihnen im weiteren Verlauf die Fähigkeit, den unerschöpflichen Vorrat der universellen Lebenskraft anzuzapfen: Aus der Ruhe kommt die Kraft.

Eine angenehme Nebenwirkung regelmäßigen Meditierens besteht darin, dass Ihre fünf Sinne, die aufgrund der ständigen Strapazen, denen sie unterliegen, unscharf geworden sind, neuen Schliff erhalten. Sie streifen das Empfinden stumpfsinnigen Vegetierens ab und erreichen ein sinnerfülltes Dasein, dringen in verborgene, Ihnen ganz neue Räume des Lebens vor. Sie gehen auf Schatzsuche und entdecken dabei den unverstellten Glanz Ihrer Persönlichkeit. Erhobenen Hauptes, die Füße fest auf dem Boden sind Sie von nun an ganz in der Welt und erleben mit vollem Bewusstsein ihre Schönheit. Ein Gemüt voller Elan und ein optimistischer Geist sind von nun an Ihr Proviant für die Reise in das Land der Zufriedenheit und des Glücks. Der beengende Brustpanzer, der Sie bisher von wahrer Lebendigkeit abgeschnürt hat, fällt von Ihnen ab und gibt Ihr Herz frei. Es ist nun weit geworden und versorgt Sie bis in die hintersten Winkel mit sprudelnder Vitalität. Die Liebe zum Leben wärmt Sie dann wie ein warmer Mantel in klirrend kalten Winternächten.

Der sechste Sinn

Wenn Sie sich der Meditation zuwenden, werden Sie ganz neue Qualitäten an sich kennenlernen. Bei regelmäßiger Übung stellen sich bei Ihnen allmählich Haltungen ein, die Sie vielleicht selbst überraschen: Liebe, Freude, Sanftmut, Selbstbeherrschung, Freundlichkeit, Ausdauer, tiefer innerer Frieden. In Situationen, die Ihnen viel abverlangen, geraten Sie nicht mehr so schnell außer sich. Zudem werden Sie flexibler, körperlich wie geistig, um Welten belastbarer und widerstandsfähiger. Dann kann Sie so schnell nichts mehr umhauen. Wenn Sie doch einmal an Ihre Belastungsgrenze kommen, stecken Sie es leichter weg und kehren rasch in Ihre Mitte zurück. Auf diese Weise sparen Sie viel Kraft. Mit der Zeit steigern sich diese und viele andere faszinierende Fähigkeiten, von denen Sie nicht einmal geahnt hätten, dass Sie sie in sich tragen.

Sie entwickeln einen sechsten Sinn, der Sie für das Leben und die Menschen einfühlsamer macht. Es fällt Ihnen wie Schuppen von den Augen, und Sie erkennen in aller Klarheit, wo Ihr Platz in der Welt ist. Sie fühlen sich eins mit Ihrem innersten Wesenskern, verbunden mit dem Urgrund Ihrer Seele, der Ihnen lebendige Dynamik verleiht. Sie entfachen den göttlichen Funken in sich und bringen das Feuer allumfassender Liebesfähigkeit zum Lodern. Damit tragen Sie Licht in so manches Dunkel der Welt. Das universelle Gefühl der Verbundenheit mit der gesamten Schöpfung ist ein weiterer Leckerbissen, den Sie mithilfe der Meditation kosten dürfen. Sie fühlen sich eingebettet in einen wunderbaren und zugleich geheimnisvollen Plan, ins Leben gerufen von einem verborgenen und liebevollen Designer.

Sie dürfen sich gehalten und geborgen fühlen. Vertrauen Sie Ihrem Leben! Die Meditation bringt reiche Ernte hervor. Das Einzige, was Sie dazu beitragen müssen, ist, offen zu werden und erwartungsvoll nach neuen, erfreulichen Aussichten Ausschau zu halten.

Lassen Sie sich beschenken! Bleiben Sie ruhig und geduldig dabei, versuchen Sie nichts zu erzwingen. Es ist so wie in der Geschichte vom ungeduldigen und vom gelassenen Bauer: Ein ungeduldiger und ein gelassener Bauer säten. Sobald sich die ersten zarten Triebe auf den Äckern zeigten, begann der ungeduldige Bauer an ihnen zu ziehen. Er wollte ihr Wachstum beschleunigen. Dabei riss er auch die Wurzeln aus, und die Pflänzchen gingen ein. Der gelassene Bauer hingegen beobachtete geduldig das Aufgehen der Saat, lockerte hie und da das Erdreich auf, goss, wenn nötig, ein wenig, den Rest aber überließ er der Weisheit der Natur. Am Ende durfte sich der gelassene Bauer über eine reiche Ernte freuen.

Nicht anders verhält es sich mit der Saat der Meditation. Wenn Sie regelmäßig bewusst in Ihre Mitte gehen, werden Sie mit der Zeit von einer positiven, liebevollen Grundhaltung erfüllt, die sich bald auch in Ihren Lebensumständen widerspiegelt – und im Glanz Ihrer Augen.

Die Praxis

Wie auf vieles andere Schöne trifft auch für die Meditation der Grundsatz zu: Weniger ist mehr! Nicht die Länge der Zeit, die Sie darauf verwenden, ist ausschlaggebend, sondern das Wie der Praxis. Und da mir an einer Spiritualität gelegen ist, die sich nicht am Alltag stößt (und umgekehrt), sondern ihn vielmehr ergänzt, wird Sie auch die Meditationsform, die ich Ihnen jetzt vorstellen möchte, nicht allzu ungewohnt und fremd anmuten. Sie wird körperlich vertraut und geistig leicht nachvollziehbar sein, dabei aber sanft in die Tiefe gehen.

Es gibt unterschiedliche Meditationstechniken, von denen die bekanntesten den asiatischen Kulturräumen entstammen, wie etwa Yoga, Tai-Chi oder Qigong.

Ich hingegen möchte aus dem Fundus der altbewährten Mönchstraditionen der westlichen Welt schöpfen. Die Meister des christlichen Mönchtums wandten sich besonders den alltäglichen Bewegungen wie dem Stehen, Gehen, Sitzen, Liegen zu und nutzten diese für die Meditation. An diese Tradition anknüpfend, möchte ich Ihnen eine ganz spezielle und sehr effektive Methodik der Meditation näherbringen: das meditative Laufen.

Fünftes Kapitel

Im Anfang war das Laufen

Seit es Menschen gibt, laufen sie, um Entfernungen zu überwinden. Und trotz der Erfindung von Autos, Zügen, Flugzeugen ist dem berühmten Zitat des tschechischen Läufers Emil Zatopek wenig hinzuzufügen: »Fisch schwimmt, Vogel fliegt, Mensch läuft.«

Wenn man zum Beispiel sieht, wie leichtfüßig Massai über die ostafrikanische Steppenlandschaft gleiten, oder beobachtet, wie australische Aborigines durch den Outback laufen, vorbei an ihren uralten Kult- und Kraftorten, den Stätten der Zwiesprache mit ihren Göttern, ist man schnell davon überzeugt: *Mensch läuft.*

Wer Zeuge dieser harmonischen, leichtfüßigen Bewegungen wird, verspürt unweigerlich den Anflug eines wunderbaren Gefühls, das tief aus dem Inneren nach außen drängt. Die gleichmäßigen Schritte sind wie sanfte Trommelschläge, die den Augenblick in eine geheimnisvolle Atmosphäre tauchen. Man empfindet eine intensive Vertrautheit mit der Szenerie, gleichsam als hätte man sie schon einmal erlebt, vor Ewigkeiten, an einem fernen Ort, in einem früheren Leben. Ein verborgenes Urwissen scheint sich zu regen und danach zu streben, wieder zum Vorschein zu kommen. Ein zarter Hauch einer verstehenden Ahnung vom Anfang aller Dinge streift sanft den Geist. Man verspürt den Drang, einfach mitzulaufen, dem Ruf der Freiheit zu folgen.

Und dann, wenn Sie sich tatsächlich selbst aufmachen und zu laufen beginnen, wird diese vage Ahnung zur transparenten Gewissheit. Das Laufen ist die urtümlichste und dem Menschen vertrauteste Bewegungsform. Sie liegt uns in den Genen. Aber nicht nur das, die Metapher des Laufens prägt auch viele unserer Alltagserfahrungen. Denken wir nur an Wortfügungen wie: »Der Lauf der Welt«, »der Lauf des Lebens«, »der Lauf der Geschichte«, »der Lauf des Schicksals«, »der Lauf der Zeit«, »der Lauf der Gestirne und des Universums« und so fort. Da ist nie von Flug die Rede, nicht einmal von Fahrt.

Laufen begleitet uns also buchstäblich auf Schritt und Tritt. Ein mystisch-spiritueller Kern scheint dieser Aktivität innezuwohnen, eine kreative Kraft, eine Urenergie, ein Samenkorn der Göttlichkeit.

Sechstes Kapitel

Immer in Bewegung

Ohne zu laufen hätten unsere Ahnen aus grauer Vorzeit nicht überleben können. Neben dem geschickten Umgang mit einfachsten Waffen wie Speer oder Pfeil und Bogen entschieden auch läuferische Taktik und Ausdauer darüber, ob man ein Beutetier erlegen und seiner Sippe in den nächsten Wochen genug Nahrung bieten konnte. Um überhaupt wieder heil und unbeschadet nach Hause kommen zu können, musste der Jäger mitunter auch in der Lage sein, im richtigen Moment sein Tempo drastisch zu erhöhen, um weglaufen und vor tierischen Angreifern fliehen zu können. Zu behaupten, dass einst das Laufen dem Menschen das nackte Überleben sicherte, ist also keineswegs übertrieben.

Jäger sind wir auch heute noch. Tagtäglich streifen die Menschen durch die Territorien ihrer Zivilisation und halten gezielt nach den Dingen Ausschau, die sie

zum Überleben brauchen. Doch geht es dem neuzeit-
lichen Homo sapiens längst nicht mehr bloß darum,
sich mit dem Nötigsten zu versorgen. Seine Ansprü-
che sind sehr hoch und steigen stetig. Und falls je-
mandem einmal die Bedürfnisse auszugehen drohen,
wird er von der allgegenwärtigen Werbung mit vielfältigen Anregungen versorgt. Es gibt so vieles, was
man brauchen könnte …

Äußere Anforderungen der Gesellschaft, des Beru-
fes, der Familie verlangen, ständig einen Zahn zuzu-
legen und das Tempo zu erhöhen. Als Zusatzmotor
dient der Reiz, schneller zu sein als die Stammesge-
nossen. Denn jeder möchte sich die begehrten Tro-
phäen der Eitelkeit unter den Nagel reißen – je mehr,
desto besser!

Alles, was man vom Leben begehrt, muss sofort
verfügbar sein: Traumjob, Traumfrau, Traummann,
Traumhaus, Traumurlaub, Traumauto und was nicht
sonst noch alles. Nichts gegen Ihre Träume, beileibe
nicht. Aber Sie sollten sie doch ganz und heil erleben
und genießen dürfen.

»Schneller, höher, weiter!«, dieser Leitspruch durch-
zieht alle Bereiche unseres Erdenlebens. Um da mit-
halten zu können und in den eigenen und den Augen
anderer nicht als Versager zu gelten, wird der Mensch
zu einem Spitzenläufer. Er läuft so schnell, dass er sich

seine Seele aus dem Leib rennt. Zu langsam sein bedeutet, einen persönlichen Gesichtsverlust zu erleiden, der mit einem Harakiri des Selbstwertgefühls einhergeht. So rast der Mensch durch den Alltag und mit ihm seine Gedanken.

Zahllose Reize strömen ständig auf uns ein, und die Zeit ist zu knapp, um sie mit Sorgfalt wahrnehmen und filtern zu können. Selbst der Schlaf bietet vielen nicht die lebensnotwendige und gewünschte Erholung. Der berühmte Werbeslogan »Er läuft und läuft und läuft«, der einst ein weltberühmtes Modell eines deutschen Autoherstellers anpries, beschreibt die Lage des Menschen in seinen Lebensräumen ziemlich genau. Der Homo sapiens ist zum Homo sapiens perpetuum mobile geworden. Immer auf Hochtouren läuft er heiß und steuert damit unausweichlich auf den Zusammenbruch seiner Systeme zu.

Der motorisierte Kopf

Ein gewisser Widersinn ist nicht zu leugnen: Die Menschen werden immer schneller, bewegen sich dabei jedoch immer weniger. An die Stelle des Laufens zur Überwindung von Distanzen, und seien sie noch so kurz, treten zunehmend der Griff zum Telefon, die Autofahrt zum Bäcker, der schnelle Mausklick. Das Paradox der stets mobilen Unbeweglichkeit.

Wie sonst ließe sich erklären, dass sich gerade die Leiden wie ein Flächenbrand ausbreiten, die wir Zivilisationskrankheiten nennen und deren Hauptursache im Mangel an Bewegung zu suchen ist: Fettleibigkeit, Herz-Kreislauf-Krankheiten etwa.

Denn unsere Kultur zeichnet sich ja durch nichts so aus wie durch ihre rasant wachsende Technologie, aufgrund deren, das muss man schon zugeben, unser Leben in vieler Hinsicht angenehmer wird. Denken wir an die großen Errungenschaften auf dem Gebiet der Medizin, Telekommunikation oder auch einfach nur an den Aufzug, der uns mit drei schweren Koffern, einem Rucksack und Handgepäck in null Komma nichts in den siebten Stock bringt. Und höher, wenn es denn sein muss. Unzählige Arbeitsprozesse, die früher auf körperlicher Anstrengung beruhten, werden heute industriell erledigt, ohne dass ein Mensch Hand anlegt. Die allermeisten von uns arbeiten überhaupt nur mehr mit dem Kopf. Und den transportieren sie mit dem Auto von A nach B.

Die physische Bewegung wird der Technik übertragen, der Leib dabei quasi entmündigt. Alles dreht sich um den Kopf, der restliche Körper, ein notwendiges

Übel, wird mehr schlecht als recht mitgeschleppt. Das hat zur Folge, dass ganze Partien verwaisen, dass sie nicht mehr bewusst wahrgenommen, geschweige denn »artgerecht« eingesetzt werden. Mit der Zeit verkümmern physische Fähigkeiten, damit verbunden auch seelisch-geistige Potenziale.

Lassen Sie es nicht so weit kommen. Noch ist es nicht zu spät. Fangen Sie heute gleich an. Das meditative Laufen wird Sie optimal unterstützen.

Langsam von hundert auf null

Mit allen Fasern seines Seins sehnt sich der stresserfüllte Mensch von heute nach Entschleunigung, nach innerer und äußerer Ruhe. Meditationskurse und Selbstfindungsseminare sprießen wie Pilze aus dem Boden und erfreuen sich immer größer werdender Beliebtheit. Diese Entwicklung spiegelt deutlich die Zeichen unserer Zeit wider. Die Leute sehen immer deutlicher, dass der Mensch nicht nur vom Brot allein lebt (nach Matthäusevangelium 4,4). Sie spüren, dass materieller Überfluss kein alleiniger Garant für Zufriedenheit und Glück ist. *»Warum bezahlt ihr mit Geld, was euch nicht nährt und mit dem Lohn* *eurer Mühen, was euch nicht satt macht?«*, so die Worte des weisen Propheten Jesaja (740–701 v. Chr.; Buch Jesaja 55,2). Anders ausgedrückt: Äußere Fülle kann inneren Mangel mit sich ziehen.

Das meditative Laufen nun wirkt wie ein Ventil, das den Ausgleich schafft. Es empfängt den Menschen dort, wo er läuft. Und wir laufen ja alle, und sei es auch mehr mit dem Kopf als mit dem Leib. Vom Bonus dieser Bekanntschaft profitiert das Laufen mit Körper und Seele – Schritt für Schritt der Entspannung entgegen.

In langjähriger Meditations- und Unterrichtspraxis, unter anderem in den sogenannten ruhenden Formen, das heißt Meditation im Sitzen oder Stehen, habe ich eines gelernt: Dem Ziel, abschalten zu können, kommt man selten näher, wenn man abrupt von hundert auf null abbremsen muss. Das ist gleichsam so, als würde jemand, der dreißig Jahre im Schatten gelebt hat, plötzlich beschließen, sich pudelnackt in die pralle Sommermittagssonne zu legen, ohne sich einzucremen. Was sich daraus ergibt, ist im besten Falle Sonnenbrand pur. Und das war es dann.

Der unvermittelte Übergang von äußerster Hektik in die absolute Ruhe der statischen Meditationssysteme – wie zum Beispiel die japanische ZEN-Meditation – kann Anfänger überfordern und ihren Eifer sehr schnell zum Erliegen bringen. Natürlich sind diese Formen von großer Wirksamkeit und sehr interessant. Ich selbst praktiziere unter anderem ZEN seit über fünfzehn Jahren. Das Problem dabei ist nur, dass Sie für das Erlernen dieser und verwandter erlesener Künste des Ostens sehr viel Zeit aufbringen müssen, um einzusteigen, die dahinterstehende Philosophie zu verstehen und weiterhin am Ball zu bleiben. Auch wird Ihnen dabei abverlangt, ganz neue, ungewohnte Körperhaltungen einzunehmen, was vielen Menschen im Westen sehr schwerfällt.

Die gute Nachricht: Das meditative Laufen ist genauso wertvoll und effizient. Nur hat es den Vorteil, dass Sie damit wesentlich schneller in den Genuss all der Köstlichkeiten kommen, mit denen die Meditation aufzuwarten hat.

Die Bewegungen sind ganz natürlich und uns allen wohlvertraut.

Mit dem meditativen Laufen haben wir also das *missing link* gefunden, das Kettenglied, das Spiritualität und Alltag miteinander verbindet, wie es die Spiritualität des *Ora et labora*, des Yin und Yang beabsichtigt.

Siebtes Kapitel

Laufmönche in Tibet

Das meditative Laufen ist im Grunde gar nichts Neues. So gibt es beispielsweise in Tibet Mönche, die mit dem Ziel spirituellen Wachstums eine besondere Form der Bewegungsmeditation pflegen, und das schon seit Jahrhunderten. Bei diesem Trancelauf, dem »Lung Gom Pa«, laufen sie oft tagelang ganz mühelos und ohne Unterbrechung. Aufgrund spezieller Atemtechniken und Konzentrationsübungen sind sie in der Lage, sich um einiges leichter zu machen. Durch gezielte Meditation in Stille, Einsamkeit und Dunkelheit bereiten sie diesen Fähigkeiten den geeigneten Boden. Die tibetischen Mönche visualisieren mithilfe von Geheimpraktiken, sie seien schwerelos wie eine Feder oder wie das Licht, unbeschwert und frei.

Einer alten Legende zufolge schweben diese Mönche über den Boden und binden sich Gewichte um den Leib, um nicht abzuheben. Wunderschönes, geheimnisvolles Tibet!

Das beseelte, meditative Laufen ist zwar nicht ganz so spektakulär, für Ihr konkretes Leben dafür aber umso ertragreicher. Es spornt Sie zu einer Kehrtwende an, damit Sie nicht länger am Leben vorbei- und davor weglaufen, sondern direkt darauf zu.

Die Bewegungskunst des meditativen Laufens beruht auf der unverrückbaren Einheit von Körper, Geist und Seele. Wenn es Ihrem Körper gut geht, dann auch Ihrer Seele und dem Geist – und umgekehrt. Eine uralte Weisheit, die heutzutage gern ausgesprochen, aber viel zu selten praktisch umgesetzt wird. Die Seele belebt Ihren Körper, und sie ist es auch, die Sie zu der einzigartigen, unverwechselbaren Persönlichkeit macht, die Sie sind und sein können.

Teresa von Avila (1515–1582), eine der größten christlichen Mystikerinnen, empfahl einst: »*Tu deinem Leib etwas Gutes, damit deine Seele Lust hat, darin zu wohnen!*«.

Wie sieht es mit Ihrer Behausung aus? Darf sich Ihre Seele darin heimisch fühlen? Hat der Lebensodem Wohnung in Ihnen bezogen? Oder müssen Sie vorher noch ein wenig aufräumen?

Bereichern Sie Ihren Alltag. Bringen Sie Bewegung hinein, die Freude am Dasein, Glück, Zufriedenheit und Erfolg nach sich zieht und alles, was Sie sich sonst noch an Gutem für Ihr Leben wünschen. Brechen Sie in ein Land auf, das Sie vorher noch nie betreten haben. Das Fahrzeug, das Sie hinbringt, ist das meditative Laufen. Sie werden überrascht sein, welche wundersamen Eindrücke Ihnen »laufend« begegnen werden. Wenn die Seele mitläuft, eröffnen sich Ihnen die fruchtbaren Weiten des Lebens, deren Austrocknen zu einem mageren Dahinvegetieren und letztlich zum Tod führt, auch wenn Sie noch atmen. Denn viele Menschen »sterben« mit vierzig und werden mit neunzig begraben. Und in diesem morbiden Club wollen Sie doch wohl nicht Mitglied sein, oder? Deshalb:

Achtes Kapitel

Zurück zu den Wurzeln

Erinnern Sie sich noch, wie Sie als Kind an einem herrlichen Sommertag über satte grüne Wiesen gelaufen sind, Ihre Freunde im Schlepptau, mit Frohsinn im Herzen und Sonnenstrahlen auf der Nasenspitze? Die Lebenslust als Lächeln aufs Gesicht geschrieben, den Wind in den Haaren, Jubel und Gesang auf den Lippen. Barfuß. Unablässig auf der Suche nach neuen Abenteuern, die sich immer schnell fanden. Sie trugen sie ja ständig in sich – in Ihrer Fantasie! Ach ja, die Fantasie …

Sie war das Werkzeug, mit dessen Hilfe Sie und Ihre Kumpel sich die Umgebung ganz nach den eigenen Wünschen zurechtzimmerten. Die Fantasie war auch Ihr Malkasten, stellte all die bunten Farben bereit, in die Sie Ihre Welten tauchten. Damals waren Sie der Autor Ihrer Geschichten, Produzent, Darsteller und Regisseur, alles in einer Person. Von einem

Moment auf den anderen waren Sie Ritter, Räuber, Cowboy, Pirat, Astronaut, Ärztin, Archäologin, Königin, Prinz, Kaufmann, Rennfahrer, Pilotin, Chinesin, Afrikaner, Indianer, Löwin, Bär, Gangster, Dinosaurier und und und. Alles war möglich und erlaubt, denn die Gedanken sind frei, so frei, wie Sie sich in diesen Augenblicken der höchsten Kreativität fühlten. Da verwandelten sich schon mal die Bäume um Sie herum zu einäugigen Riesen, die es mit kluger List und Gewandtheit zu besiegen galt, wie es einst Odysseus mit seinen Gefährten getan hatte. Haselnussruten verwandelten sich in Degen, die von den tapferen Musketieren elegant und gekonnt gegen die bösen Schurken geschwungen wurden, um das geknechtete Volk zu befreien und edle Fräuleins aus allerlei Gefahr zu retten. »Einer für alle und alle für einen!«

Nie war dieses Gefühl so stark erfahrbar und ehrlich wie in jenen Stunden, erfüllt von Tatendrang und im Beisein wahrer Freunde. Auch Reisen in ferne Galaxien à la Raumschiff Enterprise standen auf dem Programm. Fremde Planeten, unbekannte Lebensformen wurden erforscht, aussichtslose, lebensgefährliche Situationen gemeistert. So verging der Tag wie im Flug, und nachdem Scotty Sie wieder auf die Erde gebeamt hatte, traten Sie in der Dämmerung den

Heimweg an. Mit knurrendem Bauch, pechschwarzen Füßen und vielleicht mit zerrissener Hose, doch mit einem strahlenden Blick der Zufriedenheit. Zu Hause wartete bereits eine köstliche Jause auf Sie, die so gut schmeckte wie schon lange nichts mehr.

Wissen Sie auch noch, wie Sie in lauen Sommernächten unter dem klaren Nachthimmel lagen und die Sterne beobachteten? Wie Sie sich fragten, wo das Weltall wohl ende und was dahinter noch sein möge. Als Sie dann plötzlich eine Sternschnuppe am Firmament erspähten und ihr Wünsche für die Zukunft mit auf die Reise gaben. Was waren das für Wünsche? Welche haben sich bereits erfüllt? Welche noch nicht? Und warum nicht? Wie viele sind einfach mit der Sternschnuppe verglüht? Schließen Sie die Augen und suchen Sie nach Antworten. Oder besser noch: Wenn heute ein schöner milder Abend und das Sternenzelt gut zu sehen ist, gehen Sie doch hinaus und legen Sie sich ins Gras. Spüren Sie Ihren Träumen nach. Die Zeit Ihrer Kindertage können Sie zwar nicht zurückholen, das ist auch nicht nötig, aber Sie können wieder lernen, so unverstellt zu empfinden wie damals.

Haben Sie mitunter das Gefühl, das Kind in Ihnen wolle aus seinem Schlummer geweckt werden? Spricht es mit Ihnen, oder haben Sie es mundtot gemacht, weil Sie ja jetzt schließlich zur Elite der Erwachsenen gehören? Stellen Sie sich vor, dieses Kind würde an die Tür Ihres Herzens klopfen. Hätte es eine Chance, eingelassen zu werden? Wann haben Sie sich das letzte Mal absichtslos einer Sache nur um ihrer selbst willen gewidmet, wie kleine Jungen und Mädchen es tun? Geistig voll gegenwärtig, unverbissen im Augenblick versunken und die Zeit vergessend? War es beim Tanzen, bei der Gartenarbeit, beim Lesen, beim Spielen mit Ihren Kindern – lernen Sie von ihnen! Kinder sind Bücher, aus denen man lesen und in die man Gutes hineinschreiben sollte! –, beim Spaziergang durch die Natur, beim Treffen mit Freunden, mit Ihrer, Ihrem Herzallerliebsten, … ja, wobei? Entdecken Sie die »Barfüßigkeit des Seins« wieder und eröffnen Sie erneut das Fest der Lebensfreude.

Neuntes Kapitel

Trendsetter Laufen

Das Laufen hat sich in den letzten Jahrzehnten weltweit zu einem sehr beliebten Massensport entwickelt. Jahr für Jahr gesellen sich sehr viele Frauen und Männer zur Menge der Laufbegeisterten hinzu. In allen Ländern, Regionen, Städten und noch so kleinen Ortschaften finden Laufevents statt. Denken Sie nur an Veranstaltungen wie Citymarathons, Stadtläufe, Kirchtagsläufe, Frauenläufe, Silvesterläufe, Most- und Weinlandläufe und diverse Charityläufe.

Laufen ist Bestandteil des kulturellen Lebens und selbst ein gesellschaftliches Ereignis. Seminare und Workshops, unzählige Bücher, DVDs und Fachzeitschriften werben für den Laufsport. Diese Medien befassen sich mit physiologischen, technischen und ernährungsrelevanten Seiten der beliebten Sportart.

Längst ist das Laufen zu einem eigenen Markt

geworden, denn Frau Läuferin und Herr Läufer benötigen dafür ja heutzutage viel mehr als nur gute Schuhe. Pulsmesser, ein I-Pod für das musikalische Entertainment unterwegs, isotonische Drinks und Nahrungsergänzungsmittel zählen heute schon zum Standard. Und da sich das Laufen nicht mehr auf die warme Jahreszeit beschränkt, werden auch für alle Witterungsverhältnisse entsprechende Outfits angeboten.

Meine Haltung zu diesem bunten Markttreiben: Was der Sache dient, soll mir von Herzen willkommen sein. Aber nicht einmal das schickste Leibchen ersetzt die ersten Schritte.

Im Auftrag der Schönheit

Der Laufsport kommt dem aktuellen Gesundheits- und Wellnessbewusstsein sehr entgegen. Und tatsächlich: Laufen stärkt das Herz-Kreislauf-System, steigert die Ausdauer, reduziert beziehungsweise stabilisiert das Körpergewicht, kräftigt Muskulatur und Knochen, verbessert das Koordinationsvermögen, und was der physiologischen Vorteile mehr sind.

Viele Menschen stellen das Laufen auch in den Dienst moderner Beautytrends. Jung, schön, vital und erfolgreich – Spieglein, Spieglein an der Wand will es so. Und in gewisser Weise vermittelt Laufen dieses heiß begehrte Lebensgefühl.

Sein tieferer Wert wird dabei allerdings leicht vernachlässigt.

Wenn die Seele mitläuft, ändern sich die Vorzeichen. Das meditative Laufen wendet sich dem vernachlässigten Innenleben zu – der Seele – und hat dort seinen Schwerpunkt. Das Training erfolgt sozusagen von innen nach außen. Mit einem gezielten Workout wird dem erschlafften Gewebe des Geistes und der Seele wieder Spannkraft zuteil.

Auf diesem Wege wird auch der Körper wieder fit und vital. Und ohne mich bei den Helden der Beautybranche anbiedern zu wollen, muss ich doch sagen: Durch regelmäßiges, bewusstes meditatives Laufen werden auch Alterungsprozesse verlangsamt, und man verspürt wieder neuen jugendlichen Schwung.

Wenn Sie unverkrampft an die Meditation in Bewegung herangehen, stellen sich diese schönen Nebeneffekte sogar schneller ein als bei Übungsmethoden, die lediglich auf äußerliche Erfolge aus sind. Das Geheimnis: Der Mensch in seiner ganzen Komplexität ist eine Einheit. Und das meditative Laufen vermittelt Ihnen das Gefühl der harmonischen Entfaltung von Seele, Geist und Körper, denn sie werden gemeinsam und nicht aneinander vorbei trainiert.

Zehntes Kapitel

Vor dem Start

Meditatives Laufen stärkt den Körper, verschafft der Seele Bewegungsfreiheit, bringt den Geist zur Ruhe und trainiert ihn. Das Schöne daran: All-inclusive ist es nicht nur im Hinblick auf seine ganzheitliche Wirkung. Auch der Kreis der Menschen, die davon profitieren können, ist praktisch unbegrenzt. Jeder, der in der Lage ist, im aufrechten Gang die Bewegungen seiner Füße zu koordinieren, kann sich anschließen, ganz gleich ob jung oder reicher an Lebensjahren, schlank oder von molliger Statur, Anfänger oder erfahrener Walker, Jogger, Marathonläufer.

Wer bereits regelmäßig sportlich läuft, möchte dieses Kapitel vielleicht überblättern und sich gleich der spirituellen Tiefendimension zuwenden, deren Aspekte ich ab Seite 95 im Einzelnen vorstelle. Das ist schon in Ordnung, aber schauen Sie sich vorher bitte an, was ich speziell Ihnen unter »Worauf es wirklich ankommt« sagen möchte. Debütanten dürften sich im Interesse ihrer Gesundheit, aber auch eines erfolgreichen Starts wegen für die folgenden Hinweise interessieren. Mir jedenfalls ist es wichtig, dass Sie sie lesen, falls Sie noch keinerlei Erfahrungen mit dem Laufen haben.

Gehen Sie sicherheitshalber zum Arzt oder zur Ärztin, und lassen Sie sich gründlich durchchecken, bevor's richtig losgeht. Dies gilt besonders für ältere Menschen und sportlich Ungeübte, aber: Besser ist besser. Spezielle Fragen, die weder durch dieses Buch noch durch Gespräche mit »Gleichgesinnten« oder lauftechnische Fachliteratur beantwortet werden, richten Sie später am besten an einen Sportmediziner. Bei ihm können Sie sich auch nach eventuellen Dehn- und Aufwärmübungen oder einer Pulsuhr erkundigen, obwohl Sie eigentlich nichts davon brauchen, wenn Sie sich an die wenigen wirklich wichtigen Regeln des meditativen Laufens (s. S. 167–173) halten.

Sparen Sie nicht an der Ausrüstung, und entscheiden Sie sich für ein gut sortiertes Sportfachgeschäft, das kompetente Beratung bietet. Die benötigen Sie vor allem bei der Wahl der Laufschuhe. Um ein Paar zu finden, das Ihnen wie auf den Fuß geschustert ist, empfiehlt es sich, eine Video-Laufanalyse durchführen zu lassen – ein kostenloser Service, der im Fachhandel heute Standard ist. Apropos Kosten: Was den Preis der Treter betrifft, müssen Sie schon mit neunzig bis hundertzwanzig Euro rechnen. Aber das sollten Sie sich wert sein. Gutes Schuhwerk ist eine Investition in Ihre Gesundheit.

Auf hohe Qualität achten Sie bitte auch beim übrigen Outfit: Hose und Oberteil. Baumwolle, in den Zeiten der Trimm-dich-Bewegung noch das Nonplusultra der Sportbekleidung, gilt heute zu Recht als überholt. Ich bin wahrhaftig kein Anhänger modischen Schnickschnacks, aber sogenannte Funktionskleidung, atmungsaktiv und schweißausleitend, ist wirklich zu empfehlen, nicht zuletzt, weil sie das Erkältungsrisiko bei jedem Wetter minimiert. Scheuen Sie sich nicht, den Rat der Fachverkäufer im Sportgeschäft einzuholen. Es ist ihr Job, und sie haben in der Regel auch viel Spaß daran, ihr Know-how weiterzugeben. Wenn Sie dann erst einmal wissen, worauf es ankommt, können Sie immer noch nach qualitativ hochwertigen, aber preisreduzierten Sonderangeboten der Vorjahressaison fragen.

Ihrem Start steht nun eigentlich nichts mehr im Wege. Jetzt können Sie Ihre Route(n) planen, Ihren Trainingsrhythmus festlegen, entscheiden, ob Sie sich in der Gruppe bewegen möchten oder lieber allein und und und. Hier nur einige Überlegungen, die mir im Hinblick auf die spirituelle Dimension wichtig sind.

Laufen Sie, wann immer es möglich ist, in *naturnaher Umgebung*. Nicht nur, dass Straßenpflaster eine unnötige Belastung der Gelenke darstellt – Wald, Wiesen, Feldwege öffnen den Geist und beruhigen die Seele. Das Erleben der Natur schenkt Ihnen eine Vielzahl sinnlicher Anregungen und ist für sich schon ein wunderbarer Einstieg in die Meditation in Bewegung. Feine Laufparcours im Grünen gibt es selbst in größeren Städten, bestimmt auch ganz in Ihrer Nähe.

Wann Sie laufen, müssen Sie letztlich selbst entscheiden, es hängt ja unter anderem auch von Ihren familiären und beruflichen Verpflichtungen ab. Viele spirituelle Lehren der Welt scheinen jedoch den frühen Morgenstunden den Vorzug zu geben. *»Am Morgen stand Mose zeitig auf und stieg auf den Gipfel des Berges Sinai hinauf, wie es Gott ihm aufgetragen hatte … Gott stieg in einer Wolke hinab und stellte sich neben ihn hin.«* (Buch Exodus 34,4–5) Zu dieser Zeit soll die spirituelle Energie sehr konzentriert und der Mensch besonders aufnahmefähig dafür sein, und aus eigener Erfahrung kann ich dies nur bestätigen. Überzeugen Sie sich selbst. Erleben Sie die Frische des jungen Tages, die Ruhe, den wunderbaren täglichen Neubeginn der Welt. Sie werden überrascht sein.

Allein oder in der Gruppe? Ist Geschmackssache. In der Gruppe zu laufen hat allerdings einige Vorteile. Machen wir uns nichts vor: Wenn Sie erst einmal angefangen haben, wird es irgendwann einmal unweigerlich auch zu Motivationsproblemen kommen. Und bei der Überwindung des inneren Schweinehundes kann es durchaus hilfreich sein, Lauffreunde zu haben, die enttäuscht wären, wenn Sie nicht auftauchen. Außerdem kann man sich gegenseitig Tipps geben und bei einem eventuellen Durchhänger aufmuntern. Der Erfahrungsaustausch ist auch nicht zu unterschätzen. Andererseits besteht dabei natürlich die Gefahr, dass etwas entsteht, was beim meditativen Laufen äußerst unerwünscht, weil kontraproduktiv ist: Konkurrenz, Wettbewerb und Verlust des eigenen Rhythmus. Wie ich auf den Seiten 135 bis 139 erläutere, sollten Sie sich – zumindest gelegentlich – auch die Erfahrung laufender Einsamkeit nicht entgehen lassen.

Bleiben die Fragen: *Wie oft und wie lange?* Aus sportmedizinischer und physiologischer Sicht lautet die Antwort: idealerweise dreimal die Woche mindestens dreißig Minuten. Jeden zweiten Tag, um das

Laufen zu einem festen Bestandteil Ihres Alltags werden zu lassen. Nicht täglich, weil die Muskulatur nach jedem Lauf Zeit braucht, sich zu regenerieren. Und Minimum eine halbe Stunde, weil erst nach dieser Zeit eine Veränderung im Stoffwechsel eintritt, die man als Übergang zur Fettverbrennung kennt. Und neben Geist und Seele wollen wir beim spirituellen Laufen ja auch dem Körper etwas Gutes tun.

Lassen Sie sich vom Gebot der idealen halben Stunde aber nicht abhalten, überhaupt erst einmal anzufangen. Laufen Sie zu Beginn so lange, wie es Ihnen möglich ist, ohne sich zu überanstrengen, und steigern Sie sich dann allmählich. Ihr persönlicher innerer Allgemeinmediziner (oder seine weibliche Berufskollegin) weist Ihnen den Weg, will heißen: Erweitern Sie die Distanz, die Sie zurücklegen möchten, immer nur in Absprache mit Ihrem Feeling. Anfänger legen bei Bedarf Gehpausen ein oder drosseln ihre Laufgeschwindigkeit. Von Mal zu Mal wird Ihre Ausdauer zunehmen – nicht nur beim Laufen. Sie werden es selbst merken: Dieses regelmäßige Bewegungstraining zahlt sich auch auf anderen Gebieten des Lebens aus. Bald werden Sie alle Ziele, die Sie sich setzen, engagierter verfolgen und schneller erreichen können.

So. Und nun warten Sie wahrscheinlich auf genaue Angaben zu speziellen Lauftechniken, die Sie anwenden sollen. Doch da muss ich Sie leider enttäuschen. Für den Menschen ist Laufen das Natürlichste der Welt. Sie sind Experte. Sie sind als Kind gelaufen – und haben es nicht verlernt. Laufen Sie einfach los, und achten Sie dabei auf alles, was der Körper Ihnen sagt.

Worauf es wirklich ankommt

Das meditative Laufen, mit dem ich Sie in diesem Buch bekannt mache, vertraut ganz auf die kinetische beziehungsweise motorische Intelligenz, die jedem Menschen von Natur aus mitgegeben ist. Wenn die Seele mitläuft, weiß das Wunderwerk, das Sie sind, genau, was es tun oder besser lassen sollte.

Wichtig ist daher nur, dass Sie nicht versuchen, sich selbst oder, schlimmer noch, andere zu überholen. Richten Sie sich nach Ihrem ganz persönlichen inneren Tacho. Sie selbst sind Ausgangspunkt und Richtschnur – wie bei jeder Meditation.

Für die meisten geübteren Läufer kann das zur Folge haben, dass sie ihr gewohntes Tempo drosseln müssen, um von den Impulsen, die ich Ihnen in den folgenden Kapiteln geben möchte, profitieren zu können. Laufen Sie allerhöchstens so schnell, dass Sie problemlos rund atmen können, nicht ins Schnaufen geraten und noch gut in der Lage wären, sich zu unterhalten. Dann befinden Sie sich im sogenannten aeroben Bereich, in dem – nach der berühmten halben Stunde – auch die Fettverbrennung optimal ist.

Elftes Kapitel

Meditatives Laufen lehrt ...

... das Atmen des Lebensgeistes

»Da formte Gott den Menschen aus Erde und blies in seine Nase den Lebensatem. So wurde der Mensch zu einem lebendigen Wesen.«

(Buch Genesis 2,7)

Der Atem ist das Leben spendende und erhaltende Prinzip schlechthin. In den verschiedenen Kulturen wird der Begriff »Atem« mit »Seele« oder »Geist Gottes« gleichgesetzt. Er ist der Mittler zwischen Himmel und Erde, zwischen Leib und Seele. Im Hebräischen sagt man *ruach* (»Geist Gottes«, »Lebensodem«) zu ihm, was dem griechischen *pneuma* (»Heiliger Geist«) entspricht. In Indien kennt man den Begriff *atman* (»Atem«, »göttlicher Geist«). Die tibetischen Mönche sprechen von *lung* (»Wind«). In der religiösen Vorstellung der Bewohner der Kala-hari-Wüste schenkt *num* (»göttliche Schöpferkraft«) das Leben. Die Navajo-Indianer glauben, dass die *nilch'i* (»heilige Winde«) alles Lebendige ins Dasein rufen. Wenn Sie in Hawaii mit *aloha* (»persönliche Begegnung mit dem Atem des Lebens«) begrüßt werden, dann heißt das, dass zwei Menschen, in denen die göttliche Präsenz leuchtet, einander liebevollen Respekt aussprechen.

Der Atem ist wie ein Seismograf, der alle Bewegungen Ihrer seelischen Landschaft sehr genau aufzeichnet. Im stressigen Gewühl des Alltags geraten Sie schon einmal außer Atem. Angst schnürt Ihnen den Hals zu und den Atem ab, und dann müssen Sie mühsam nach ihm ringen. Freude weitet das Herz und lässt Sie aufatmen.

Falsches Atmen führt zum Verlust von Lebensenergie und geht mit dem Verfall der Harmonie von Körper und Seele – letztlich der Gesundheit – einher. Umgekehrt können Sie mit gezielter Atmung Ihre Emotionen beeinflussen, Angst, Wut, Ärger & Co. einfach wegatmen. Bereits Buddha gab unruhigen und aufgewühlten Mönchen den Rat: »Geh in deine Zelle und zähle deinen Atem.«

Der Atem wird Ihnen stets mitteilen, wie Sie sich

wirklich fühlen. Bei der Arbeit, im Straßenverkehr, im Umgang mit Menschen und so weiter. Worte können lügen, der Körper aber nie.

Herrscht in einigen Bereichen Ihres Lebens »dicke Luft«? Fragen Sie doch Ihren Atem, wer oder was Ihnen die Luft raubt.

An Ihrem charakteristischen Atemmuster, dem Verhältnis von Ein- und Ausatmen, können Sie den Grundton Ihres Lebens erkennen und erfahren, welchem Typus Sie angehören. Mit dieser Frage haben sich altorientalische Mönche intensiv auseinandergesetzt. Hier einige ihrer Erkenntnisse, die auch heute noch von größter Aktualität sind:

Tabelle 1: Atmung und Charakter

Einatmung	Ausatmung	Charakter
leicht	schwer	Nimmt viel auf, gibt aber wenig ab. Mögliche Ursache: Geiz. Es kann aber auch sein, dass der Betreffende alles in sich hineinfrisst und Angst hat, seine wahren Gefühle zu zeigen. Er möchte sich nicht verwundbar machen.
schwer	leicht	Nimmt wenig auf und gibt viel ab. Ein solcher Mensch tut sich schwer, Hilfe und Rat anzunehmen. Aus Stolz oder Angst, jemandem zur Last zu fallen, will er alles selbst machen. Es handelt sich um eine äußerst hilfsbereite Persönlichkeit, die jedoch zu

Einatmung	Ausatmung	Charakter
		wenig auf ihr eigenes Wohlergehen bedacht ist und leicht in Gefahr gerät, sich zu verausgaben.
schwer	schwer	Nimmt wenig auf und gibt wenig ab. Ein solcher Mensch steht dem Leben verschlossen gegenüber. Mit menschlichen Kontakten tut er sich schwer. Aufgrund mangelnder Lebensenergie Neigung zu Introvertiertheit, Schüchternheit und Schwermut.
leicht	leicht	Geben und Nehmen sind ausgeglichen. Dieser Mensch ist zuversichtlich, aktiv, entscheidungsfreudig und gelassen. Er befindet sich emotional im Lot, liebt das Leben und die Menschen.

Der angestrebte Atemrhythmus ist »leicht–leicht« mit den erwähnten und unzähligen weiteren positiven Aspekten für Gesundheit und Lebensfreude. Deshalb sollten Sie Ihre Rhythmen ausgleichen und zu einem harmonischen Atem finden, der Sie in allen Lebenslagen mit genügend Vitalität, Gelassenheit und Kraft versorgt.

Da Ihr Atem beim meditativen Laufen mehr gefordert wird, tritt Ihr Muster dabei offen zutage. Gleichzeitig wird die Ausgewogenheit des Atmens gefördert.

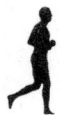 *Praktisches Üben im Laufen*

Das meditative Laufen hilft Ihnen, sich für den Geist des Lebens zu öffnen und ihn in vollen (Atem-)Zügen zu empfangen und weiterzugeben.

◆ *Die Technik, derer Sie sich dabei bedienen, ist die Nasenatmung, nichts sonst.*
Immer wieder begegnen mir Läufer, die mit dem Mund nach Luft schnappen. Das ist im Grunde unnatürlich und wesenswidrig, denn zum Atmen ist die Nase da.
In der Übergangszeit haben Sie vielleicht das Gefühl, Sie bekämen zu wenig Luft. Das stimmt natürlich nicht. Sie sind es nur nicht anders gewöhnt.
In der Regel dauert es etwa ein bis zwei Wochen, bis man sich beim Laufen darauf eingestellt hat, durch die Nase zu atmen. Und glauben Sie mir: Danach können Sie sich nichts anderes mehr vorstellen.

◆ *Atmen Sie beim Laufen langsam und tief ein, bis weit in den Bauchraum hinab.*
(Falls es Sie interessiert: Diese Technik, die bei jeder Art der Meditation von Bedeutung ist, wird

auch Zwerchfellatmung genannt. Dabei massieren Sie Ihre inneren Organe, und die nehmen – davon ist jedenfalls die Traditionelle Chinesische Medizin fest überzeugt – zugleich auch Einfluss auf die Seele.)

◆ *Lassen Sie den Atem kommen und gehen, halten Sie ihn nicht länger fest als nötig, pressen Sie ihn auch nicht mit Gewalt hinaus.*

◆ *Berühren Sie den Gaumen leicht mit der Zungenspitze.*
Das steigert Ihre Konzentrationsfähigkeit und bewirkt zudem, dass Ihre vorderen und hinteren Energieleitbahnen miteinander verbunden werden und die Lebensenergie ungehindert durch Ihren ganzen Organismus fließen kann.

◆ *Sprechen Sie mit Ihrem Atem, sagen Sie danke, dass er Sie täglich begleitet und am Leben erhält.* Fragen Sie ihn bei Bedarf, wer oder was Ihnen den Atem raubt. Atmen Sie dabei ruhig und tief weiter.

◆ *Binden Sie alle negativen, belastenden Gedanken und Gefühle an das Ausatmen.*

Atmen Sie Altes aus, damit genügend Frisches und Schönes in Ihr Leben einziehen kann.

◆ *Bedanken Sie sich bei den belastenden Umständen, von denen Sie sich verabschieden, dafür, dass Sie aus Ihnen lernen durften.*

◆ *Nehmen Sie klaren Lebensodem auf, um zu einem »lebendigen Wesen« zu werden.*

... die Bewegung aus dem Hara

»Nur weil zu wenig Energie im Hara vorhanden ist, gerät man leicht außer Atem.«

(Aus Japan)

In meinen Anfangszeiten als Läufer begleitete mich immer das Gefühl, mein Stil sei nicht rund genug. Meine Trainer waren zwar alle sehr zufrieden mit meinen Leistungen und Fortschritten, mir persönlich fehlte aber trotzdem noch das Pünktchen auf dem »i«. Als ich dann mit dem Studium asiatischer Kampfkünste begann, zu Beginn mit Karate, Taekwondo, später mit Tai-Chi, wurde mir eines Tages schlagartig bewusst, was dieses Pünktchen war – die Bewegung aus der Mitte heraus, aus dem Hüft-Becken-Bereich, wie sie in den fernöstlichen Kampfstilen praktiziert wird.

Ich dachte, es müsste doch möglich sein, dieses Grundprinzip auch für das Laufen zu übernehmen. Und so probierte ich es einfach aus. Nichts Neues im Grunde, schon sehr alt und bestens bewährt.

Die Japaner nennen ihr Körperzentrum *hara*, was man grob mit »Unterbauch« übersetzen kann. Jedoch ist das Hara weit mehr als der rein physische Bereich zirka drei Finger breit unter dem Bauchnabel. Das Hara umfasst den gesamten Bauch-Becken-Raum und ist zugleich, wie die alten Meister lehren, Sitz der Universalkraft – des Ki beziehungsweise Chi. (Diese Energie können Sie auch als Lebensodem bezeichnen oder dafür einen der anderen Begriffe verwenden, die im vorigen Kapitel bereits genannt wurden.)

Bei der Kunst der Meditation kommt es immer darauf an, tief in den Bauch zu atmen, um mit dieser Energie in Berührung zu kommen und sie zu mehren. Wir im Westen haben damit traditionell so unsere Probleme. Denn in der abendländischen Kultur wurde der Bauch-Becken-Raum lange tabuisiert, was wohl damit zusammenhängt, dass dort auch die Sexualität zu Hause ist. Das hatte die Ansicht zur Folge, der Bauch als Zentrum der Gefühlswelt müsse beherrscht, nötigenfalls abgeschnürt werden. Alles konzentrierte sich auf den Kopf.

Ich erinnere mich noch gut an meine Militärzeit. Da hörte ich täglich unzählige Male den Befehl »Brust raus – Bauch rein!«. Soldaten sollen gehorchen und nicht selbstständig denken. Wohl deshalb versucht man, sie von ihrem Vitalzentrum fernzuhalten.

Im Hara liegt die Mitte des Menschen, es verbindet Gefühl und Verstand, oben und unten, Himmel und Erde. Wer im Hara ist, ist mit sich und der Welt verbunden. Er ist stabil, nichts wirft ihn um, selbst vor Krankheiten braucht er sich nicht zu fürchten. Wer aus seinem Hara heraus lebt, *»aus dessen Bauch werden Quellen der Lebendigkeit entspringen«*, wie Jesus einst versprach (Johannesevangelium 7,38). Das Wort »Innerstes« aus der deutschen Übersetzung heißt im griechischen Urtext des Evangeliums *koilia* (»Bauch«).

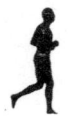 *Praktisches Üben im Laufen*

Die meisten Menschen rennen mit den Beinen, das heißt, sie holen die dafür nötige Kraft fast ausschließlich aus den Schenkeln.

◆ *Meditatives Laufen jedoch vollzieht sich mit dem ganzen Leib und jegliche Bewegung beginnt im Hara.*

◆ *Arme und Oberkörper bewegen sich diagonal zur Hüfte, also rechte Hüfte nach vorn, linker Arm nach vorn, linke Hüfte nach vorn, rechter Arm nach vorn und so weiter. Die Arme sind dabei locker abgewinkelt.*

◆ *Der Oberkörper wird verstärkt mitgedreht, damit Sie die Energie, die aus der Hüfte kommt, optimal einsetzen können.*

◆ *Die Hüfte ganz locker und ohne zu großen Kraftaufwand kommen lassen! Ansonsten erreichen Sie eher das Gegenteil, verkrampfen den Hüftbereich und blocken die Energie ab.*

◆ *Es entsteht eine spiralförmige Bewegung, in der viel Power steckt.*

Die Spiralform liegt allem Lebendigen zugrunde, denken wir nur an die DNS, den Grundbaustein des Lebens. Auch sie ist spiralförmig beschaffen.

◆ *Die Beine lassen Sie ganz easy nach vorn fallen, ohne zu schieben. Setzen Sie mit der Ferse auf und rollen Sie nach vorn ab.*

◆ *Der Kopf ist aufrecht, der Nacken entspannt.*

Das erreichen Sie mit der Vorstellung, Ihr Kopf hinge an einem feinen goldenen Faden, der am Himmel befestigt ist. So können Sie die Schultern entspannt fallen lassen, und es entsteht das Gefühl, fest in der Erde verwurzelt, aber dabei doch leicht und nach oben hin frei zu sein.

◆ *Den Blick richten Sie ins Weite, ohne speziell etwas zu fixieren.*

Trotzdem überblicken Sie alles um sich herum. Dadurch gewinnen Sie Weitblick.

◆ *Auf keinen Fall sollten Sie auf den Boden starren, das verursacht eine gebeugte Haltung und belastet unnötig die Wirbelsäule. Rückenschmerzen können die Folge sein.*

Die erfahrenen spirituellen Großmeister vermuten einen Zusammenhang zwischen dem Hara und der Persönlichkeit eines Menschen. Ist das Hara verspannt und unflexibel, ist der Fluss der Lebensenergie gehemmt – mit entsprechenden Konsequenzen für die Persönlichkeit. Solche Menschen leben und laufen meist auf Sparflamme. Doch auch die erlischt schnell, wenn die vielfältigen Anforderungen, die das Leben stellt, ein bestimmtes Maß überschreiten. Das meditative Laufen sprengt das enge Korsett, in das Sie sich jahrelang eingeschnürt haben.

Es ist von grundlegender Bedeutung, dass Sie Ihr Hara freigeben, damit sich Ihr individueller Laufstil herausbilden kann.

Befreien Sie Ihre Lebenskräfte. Denn erst wenn Ihr Hara entspannt ist, kann unverbrauchte Lebensenergie in Sie strömen. So gelangen Sie in Ihre Mitte.

Auch im Alltag können und sollten Sie üben, sich aus Ihrer Mitte heraus zu bewegen. Frauen fällt das weniger schwer, nur wir Männer scheuen uns etwas davor. Vielleicht, weil wir insgeheim Angst haben, als feminin zu gelten?

Männer, traut euch! Ihr könnt eure Hüften ja auch ganz dezent und subtil drehen.

Eure Schritte werden dann ganz mühelos sein, flexibel, souverän und selbstbewusst wirken. Und das wird Folgen zeitigen, die weit über das Laufen hinausgehen.

... gesundes Selbst- und Urvertrauen

»Wenn ich mir dauernd vorsage, ich könnte dies oder das nicht, dann werde ich in der Tat dazu unfähig. Wenn ich dagegen fest glaube, ich würde es können, dann bekomme ich sicher die Fähigkeit dazu, selbst wenn ich sie anfangs nicht hatte.«

(Mahatma Gandhi, 1869–1948)

Vielen Menschen mangelt es an gesundem Selbstvertrauen. Die Ursachen sind mannigfaltig und haben in den meisten Fällen mit Kindheit und Erziehung zu tun.

Aber wir wollen hier keine alten Kamellen aufwärmen. Uns interessiert einzig und allein die Frage, was

Sie – jetzt! sofort! – tun können, um verloren ge-
gangenes Vertrauen wiederzufinden oder fehlendes
Selbstvertrauen aufzubauen.

Ein Gespenst geht um …
… nein, nein, nicht nur in Deutschland.
Nennen wir es den Kleinen Miesmacher. In unzähligen Köpfen – und es sind beileibe nicht die schlech-
testen – hat er es sich gemütlich gemacht. Der Kleine
Miesmacher ist ein sehr mächtiges Wesen, denn mitunter gelingt es ihm, das gesamte Leben seines »Wir-
tes« zu steuern. »Du bist es nicht wert, du hast es nicht
verdient, du kannst es sowieso nicht« sind seine Lieb-
lingssätze.

Zu jeder möglichen und unmöglichen Zeit flüstert
der Kleine Miesmacher den Leuten zu, sie sollten dies
oder jenes gar nicht erst versuchen, sie würden es
ohnehin nicht zuwege bringen. Wie in Trance folgen
seine Opfer dem Kleinen Miesmacher und gehen dabei allen Gelegenheiten aus dem Weg, die sie aus
alten, eingefahrenen Denk- und Handlungsritualen
herausführen könnten, die ihnen das Leben unnötig
schwer machen und in denen sie sich schon längst
nicht mehr wohlfühlen.

Der Kleine Miesmacher entmutigt und lügt. Scham-
los. Die Dinge, die er Ihnen souffliert, stimmen ein-

fach nicht. Allerdings kann es durchaus kommod sein, auf ihn zu hören, braucht man dann ja schließlich selbst keine größeren Entscheidungen mehr zu treffen.

Wenn Sie mit dem meditativen Laufen beginnen, versucht Ihnen der Kleine Miesmacher womöglich einzureden: »Das kannst du nicht!« »Dazu bist du zu untalentiert!« »Im Sport warst du nie eine Leuchte!« »Du bist viel zu fett, so kannst du nicht rumlaufen, wie das aussieht!« »Außerdem hast du gar keine Zeit!«

Finden Sie nicht auch, dass es allmählich an der Zeit wäre, den Kleinen Miesmacher an die frische Luft zu setzen?

 *Praktisches Üben im Laufen*

Die Steigerung Ihres Selbst- und Urvertrauens beim meditativen Laufen fängt schon damit an, dass Sie sich in der Öffentlichkeit zeigen und bewegen, sich also nicht länger verkriechen. Damit bringen Sie zum Ausdruck: »Hier bin ich, und so, wie ich bin, bin ich gut!« und stellen Sie Ihr Licht nicht länger unter den Scheffel. *»Ihr seid das Licht der Welt. ... Man*

zündet nicht ein Licht an und stülpt ein Gefäß darüber, sondern man stellt es auf den Leuchter; dann leuchtet es allen im Haus.« (Matthäusevangelium 5, 14–16)

Auch Sie sind für die Welt ein strahlendes Licht. Lassen Sie es leuchten, machen Sie es uns allen etwas heller. Oft verlangt es nämlich nicht weniger Mut, seine Stärken zu zeigen, als sich zu seinen Schwächen zu bekennen.

Ganz besonders ist die Bildung und Stärkung von Selbst- und Urvertrauen beim meditativen Laufen jedoch mit der Beinarbeit verknüpft.

◆ *Wichtig ist, dass Sie ganz leicht in den Knien nachgeben, wann immer Sie mit dem Fuß auf dem Boden aufkommen.*

Strecken Sie die Knie keinesfalls durch. Es ist Gift für die Gelenke und für das Selbstvertrauen. Denn unabgefederte Stöße erschüttern die gesamte Skelettstruktur und verursachen schlimmstenfalls Schmerzen vom Scheitel bis zur Sohle. Das Nachgeben in den Knien (etwa einen halben bis einen Zentimeter) mag sich zu Beginn etwas komisch anfühlen, Sie gewöhnen sich aber rasch daran. Die Elastizität in den Kniegelenken wirkt als Stoßdämpfer, die Beinmuskulatur wird entspannter und durchlässiger für die Lebensenergie. Die Füße bekommen besseren Kontakt mit dem Boden und werden geerdet. Gleichzeitig geben Sie damit auch Angst und Unsicherheiten Ihrer Person, der Welt und dem Leben gegenüber auf. Denn Sie vertrauen und überlassen sich dem Boden, auf dem Sie sich bewegen, und den Beinen, die Sie tragen.

Mithin erteilt Ihnen das meditative Laufen auch eine Lektion in der hohen Kunst des Sich-fallen-Lassens. Wenn Sie in den Knien nachgeben, fühlen Sie sich von der Mitte her getragen, von einem Urgrund gehalten. Was Sie auf der Laufstrecke üben, können Sie auch im Alltag praktizieren. Welche Fortschritte Sie machen, lässt sich an Ihrem Gang, vor allem aber auch im freien Stehen überprüfen.

Die allermeisten Menschen stehen mit durchgedrückten Knien da, die Beine eng beieinander, was so aussieht, als lauerten sie mit eingezogenem Schwanz auf die nächste Gefahr. So hat man keine Basis und verliert leicht das Gleichgewicht, sowohl körperlich als auch seelisch.

Flexible Kniegelenke und Vertrauen in die Tragfähigkeit der Beine sorgen für ein festes Fundament und erhöhen Ihre »Wider-Stand-sfähigkeit« enorm. Stehen Sie auf eigenen Beinen, oder lehnen Sie sich immer irgendwo, bei irgendjemandem an? Sind Sie so standhaft, dass man sich auch einmal bei Ihnen anlehnen kann? Stehen Sie Ihre Frau, Ihren Mann? Stehen Sie zu Ihren Lebensentscheidungen, zu Ihren Wünschen, Träumen, zu Ihrem Wort, zu den Menschen in Ihrem Leben, letztendlich zu sich selbst? Fühlen Sie sich auf dem Boden, auf dem Sie Ihr Leben verbringen, wohl? Oder stemmen Sie sich (mit durchgedrückten Knien) dagegen? Stellen Sie sich solche und ähnliche Fragen, wenn Sie laufen oder stehen, und beobachten Sie, wie Ihre Basis darauf reagiert, zittrig oder fest.

Zusammen mit dem Selbstvertrauen wächst auch das Urvertrauen, die Zuversicht in einen höheren Plan, in den unsere Existenz eingebettet ist. Urvertrauen ist die glaubende Gewissheit, dass sich alles im Leben zum Guten wendet, egal, wie aussichtslos eine Situation auch scheinen mag. Es ist untrennbar mit Selbstvertrauen verbunden: *»Wer niemals an sich selbst glaubt, kann auch nicht an Gott glauben.«* (Indischer Weisheitsspruch)

... den eigenen Stil zu leben

»Eines Tages kam ein Schüler zu Altmeister Poimen und fragte ihn: ›Was soll ich tun, damit ich den Seelenfrieden erlange?‹ Altmeister Poimen antwortete: ›An welchen Ort du auch hinkommst, und mit welchen Menschen du es zu tun hast, vergleiche dich nicht mit anderen, und du wirst Ruhe finden!‹«

(Nach »Weisung der Väter«, Nr. 788)

Wann haben Sie das letzte Mal etwas getan, was Sie wirklich von Herzen wollten? Ich denke bei dieser Frage an die dünn gesäten Momente, in denen man das satte Gefühl hat: »Das bin ich! Das bin wirklich ich!«

In jedem wahrhaft lebendigen Menschen ist die Sehnsucht, leben zu können, wie er es wirklich möchte und wie es seinem individuellen Wesen entspräche, hellwach. Aber nur die wenigsten haben letztlich die Courage, ihre Herzenswünsche zu realisieren. Man erkennt sie daran, dass sie auf ihre Umwelt in besonderem Maße authentisch wirken.

Um Ihren ganz persönlichen Stil des Lebens finden und Wirklichkeit werden lassen zu können, brauchen Sie vielleicht ein bisschen Mut, den Mut, auch einmal anders zu sein als die anderen. Nicht ständig allen nach dem Mund zu reden, nur weil Sie befürchten, nicht akzeptiert oder geliebt zu werden. Aufhören, Dinge zu tun, nur weil es der Norm entspricht, nicht an etwas glauben (auch religiös) oder in eine bestimmte Richtung denken, weil es althergebrachten Traditionen und Dogmen entspricht. Machen Sie es sich zur Übung, vermeintliche Tatsachen zu hinterfragen. Werden Sie ein selbstständiger Denker und souverän Handelnder.

Ich erinnere mich noch genau, wie ich vor einigen Jahren den Lebensweg eines Mönchs einschlug. Zu der Zeit brachte mir meine Umgebung auch viel Unverständnis entgegen. Aber es war eben mein Stil, er schien mir richtig und ich wollte ihn leben. Dadurch habe ich gelernt, meinen innersten Überzeugungen treu zu bleiben, auch im Kloster.

Sagen Sie öfter mal nein, wenn Sie etwas wirklich nicht wollen. (Natürlich nicht aus reinem Trotz, das wäre unreif.) Und sagen Sie auch laut ja zu Dingen und Menschen, die Ihnen am Herzen liegen. *»Euer Ja sei ein Ja, euer Nein ein Nein!«* (Matthäusevangelium 5,37)

Seien Sie mehr Sie selbst. Schielen Sie nicht auf andere, um sich mit ihnen zu vergleichen. Sie sind ein Original, kostbar und schön. Jeder hat Talente und Fähigkeiten, die ihn von anderen unterscheiden, und so ist es auch gut. Das macht ja die Menschheit so bunt und vielfältig. Stellen Sie sich vor, alle Menschen wären gleich, was für eine langweilige Welt! Das Maß nehmende Starren auf andere beansprucht doch nur Ihre kostbare Lebenszeit. Die können Sie doch viel besser für die Gestaltung Ihres eigenen Lebenswegs nützen. Ganz nebenbei ist der Verzicht darauf, sich mit anderen zu vergleichen, auch der wirksamste Schutz gegen Neid und Eifersucht. Und seien wir doch mal ehrlich: Ist es letztlich wirklich so wichtig, was andere Leute über uns denken?

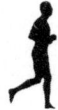 *Praktisches Üben im Laufen*

Finden Sie Ihren eigenen Laufstil. Folgen Sie Ihrem persönlichen Tempo, Ihrem individuellen Bewegungsrhythmus und Atemschema.

◆ *Laufen Sie am Anfang auch öfter einmal allein.*

Denn wenn Sie zu zweit oder in der Gruppe trainieren, ist die Versuchung groß, sich an anderen zu orientieren und Vergleiche anzustellen. In der Gruppe können Sie dann überprüfen, inwieweit Sie Ihrem

Laufstil treu bleiben und ob Sie gegebenenfalls den Mut haben, auch einmal langsamer zu sein als Ihre Freunde oder ein wenig vorauszulaufen. Diese Übung ist keine Eigenbrötlerei, sondern soll Sie in die Lage versetzen, mehr auf Ihre persönlichen Ausgangsbedingungen, Bedürfnisse und Gefühle zu achten, sie ernst zu nehmen, auszudrücken und zu leben! *»Lehre deinen Mund sprechen, was in deinem Herzen ist!«* (*Weisung der Väter*, Nr. 738)

... im Hier und Jetzt zu sein

> »Laufe nicht der Vergangenheit nach und verliere dich auch nicht in der Zukunft. Die Vergangenheit ist nicht mehr. Die Zukunft ist noch nicht gekommen. Das Leben ist hier und jetzt.«
>
> (Buddha)

»Wenn ich erst einmal in Rente bin, werde ich mein Leben so richtig genießen!«, hat mir gerade heute früh erst ein Bekannter gesagt, den ich zufällig auf der Straße traf. Ich könnte mir vorstellen, dass Ihnen solche Lebens-Verschiebungs-Aussagen auch vertraut sind.

116

Die beliebten Wenn-nur-erst-dann-Sätze machen mich immer ganz traurig, zeugen sie doch von der weitverbreiteten Unfähigkeit, im Hier und Jetzt zu leben. Entweder wird ständig in der Vergangenheit gestöbert und verpassten Chancen nachgetrauert, oder man schaut sorgenvoll in die Zukunft. Das Leben läuft dann nach dem Motto: Wenn ich sitze, dann stehe ich schon; wenn ich stehe, dann gehe ich schon; wenn ich gehe, bin ich schon dort; wenn ich dort bin, bin ich schon wieder weg! Welcher Mensch ist mit seinen Gedanken wirklich genau da, wo er sich gerade befindet?

Die Gegenwart selbst wird nicht in vollem Ausmaß wahrgenommen, erlebt und genutzt, sondern stellt vielfach nur eine Aussichtswarte dar, von der aus man in die Vergangenheit oder in die Zukunft späht. Dabei ist es doch der einzelne Augenblick, in dem das Leben stattfindet. Er ist einmalig und unwiederbringlich. Das ganze Leben ist eine Kette kurzer Momente. Niemand weiß, wie lang sie wird. Eine alte Mönchsweisheit lautet: »*Das, was du tust, das tue ganz!*« Dies gelingt aber nur, wenn Sie im Hier und Jetzt bleiben. Ob Sie nun dieses Buch lesen, mit dem Auto fahren, mit Menschen reden, bei der Arbeit sind, sich im Urlaub befinden, Ihren Rasen mähen, Wasser trinken, was auch immer Sie tun: Tun Sie es ganz.

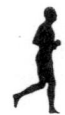 *Praktisches Üben im Laufen*

Das meditative Laufen holt Sie ins Hier und Jetzt. Die einzelnen Momente des Lauftrainings sind die Zeit, in der Sie gerade leben.

Natürlich werden Ihnen beim Üben viele Gedanken durch den Kopf fliegen. Alles, was Sie an diesem Tag noch zu erledigen haben, wird Ihnen einfallen: Geschäftstermine, die Wäsche, der Hund, der Gassi gehen will, die Wohnung putzen, die Kinder versorgen, Freunde besuchen, die Schwiegermutter einladen, die Katze füttern, den Urlaub buchen, die Koffer packen, die Schwiegermutter wieder ausladen …

Wenn man den ganzen Tag über voll im Leben steht, fällt es schwer, das Denken von einer Sekunde zur anderen abzustellen. Es ist aber auch gar nicht nötig. Sie brauchen Ihre Gedankenfetzen nicht abzuwürgen. Lassen Sie sie einfach ziehen wie die Wolken am Himmel, die kommen und gehen.

◆ *Wenn Sie laufen, dann laufen Sie. Alles andere hat seine eigene Zeit.*

Beim Lauftraining setzen Sie einen Fuß vor den anderen. Zehn Schritte auf einmal können Sie nicht machen. Erleben Sie jeden Schritt ganz bewusst und anwesend. Denken Sie nicht zu weit voraus, sonst wollen Sie schon fertig sein, bevor Sie überhaupt angefangen haben. Ziehen Sie Ihre Gedanken aber auch nicht hinter sich her. Vergessen Sie den Ärger mit den Kollegen gestern.

Wie oft sind Sie schon an der alten Eiche am Wegesrand vorbeigelaufen und haben sie doch nie richtig wahrgenommen? Beobachten Sie den tanzenden Flug des Schmetterlings, der Sie ein Stück des Weges begleitet. Lauschen Sie auf die Geräusche um sich herum. Setzen Sie voller Achtsamkeit einen Schritt vor den anderen, so umarmen Sie jede Sekunde in ihrer ganzen Fülle und gewinnen ein Mehr an Leben.

... befreiende Gelassenheit

»Sorgt euch also nicht um morgen; denn der morgige Tag wird für sich selbst sorgen.«

(Matthäusevangelium 6,34)

Gelassenheit ist zu einem hohen Wert geworden, sehr begehrt, doch schwer zu erreichen. Gibt man diesen Begriff als Schlagwort in der Suchmaske eines großen deutschen Buchversenders ein, erzielt man immerhin 264 Treffer, zumeist Ratgeber und Anleitungen zur Angst- und Stressbewältigung. Diese Zahl erhöht sich immens, wenn man bedeutungsähnliche Wörter aus dem Synonymlexikon in die Suche mit einbezieht: Abgeklärtheit, Bedachtsamkeit, Besonnenheit, Gefasstheit, Gleichmut … Der Bedarf scheint groß.

In der Alltagssprache wird Gelassenheit jedoch häufig auch mit Dickfelligkeit und Gleichgültigkeit gleichgesetzt – oder Wurschtigkeit, wie wir Österreicher sagen. Eine tragische Verwechslung.

Gleichgültigkeit ist oberflächliche, passive Teilnahmslosigkeit am eigenen und am Leben um sich herum. Gelassenheit dagegen hat mit Loslassen zu tun und setzt aktive Lebensgestaltung voraus, da man ja entscheiden muss, was zu lassen ist und was nicht. Und loslassen kann man nur, was man vorher festgehalten hat. Wir alle halten im Leben an so mancherlei Dingen fest, die ihrerseits uns an sich binden. Wir klammern uns hartnäckig an Vorstellungen, Meinungen, Vorurteile, Besitztümer, Menschen und Orte, obwohl wir tief im Inneren genau wissen, dass vieles davon einem geglückten Leben im Wege steht.

Lassen Sie das Belastende los, sodass Sie leer werden und Raum schaffen für Beglückendes. Aus

Ihrem Kleiderschrank entfernen Sie ja auch hin und wieder Sachen, die Ihnen nicht mehr passen und die Sie nicht mehr tragen wollen. So schaffen Sie Platz für eine neue Garderobe, die Ihnen besser steht. Nach diesem Prinzip können Sie auch Ihre Seele entrümpeln.

Oft muss man gerade auch Menschen loslassen. Doch es muss immer mit Bedacht und Umsicht geschehen. Werfen Sie Altes nicht lieblos in die Tonne, sondern verschenken Sie es oder legen Sie es dankbar ab, denn es war Ihnen einmal lieb und teuer und Sie hatten Gewinn davon. Aber Vorsicht! Loslassen macht arm. Sie werden arm an Hass, Vorurteilen, Lieblosigkeit, Neid, Eifersucht, Traurigkeit, Einsamkeit und anderen beschwerlichen Emotionen und Umständen. Reich jedoch werden Sie an Erfahrung, Liebe, Toleranz, Freundschaft, Lebenslust und tiefer Zufriedenheit.

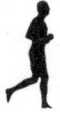 *Praktisches Üben im Laufen*

Laufen ist ein guter Indikator. Beim Laufen lässt sich mangelnde Gelassenheit nicht verbergen. Verbissener Gesichtsausdruck, hochgezogene Schultern, unrhythmisches Keuchen – all das spricht Bände. Werden Sie sich solcher Verhärtungen bewusst und lassen Sie los.

◆ *Geben Sie verspannte Körperpartien frei.*

Ob es gut wäre, weiter loszulassen, spüren Sie auch in den Beinen. Können Sie mühelos leichtfüßig ausschreiten, oder kommt es Ihnen eher so vor, als hätten Sie sich in einem Netz verfangen? Was könnte es denn sein, das Sie festhält? Sorgen, Kummer, Ängste, Zweifel? Menschen oder Umstände? Wovon müssen Sie sich verabschieden, um wieder freien Fußes und leichten Schrittes vorwärtskommen zu können?

Wenn die Seele mitläuft, lassen Sie auch jeglichen Leistungswahn, Zeitdruck und verkrampften Perfektionismus hinter sich. Je entspannter und unverbissener – gelassener – Sie sich bewegen, desto besser wird Ihnen das gelingen. So gut, wie Sie es sich vorher nie hätten vorstellen können. Dann kommt unweigerlich der Moment, an dem Sie eine der wunderbarsten Erfahrungen machen, mit denen das meditative Laufen aufzuwarten hat.

Wenn Sie gelernt haben, ruhig und absichtslos zu laufen, nur aus Freude an der Bewegung, dann wird

Ihnen das Empfinden zuteil, von einer geheimnisvollen Kraft angetrieben zu werden. Beflügelt von einer unerschöpflichen Energiequelle, getragen von einer Woge des Glücks. Nicht mehr Sie laufen dann, sondern »ES« läuft mit Ihnen, durch Sie hindurch, wie immer Sie es bezeichnen wollen. Worte können dieses wunderbare Geschehen schwer wiedergeben. Sie müssen es selbst erleben! Losgelöst von allen körperlichen und seelischen Blockaden gleiten Sie voran, verschmelzen mit dem Leben und der gesamten Schöpfung.

◆ *Bewegung und Atmung, Seele und Leib schwingen im Gleichklang.*

Die Grenzen von innen und außen verschwimmen. Sie vergessen Raum und Zeit und sind dennoch voll präsent, ganz in der Gegenwart. Es ist, als würden Sie mit der Ewigkeit tanzen. Eine wohlige Wärme breitet sich in Ihnen aus, erfasst Leib und Seele. Sie fühlen sich umarmt von grenzenloser Geborgenheit und Lebensfreude. Ein sensationell mystisches Abenteuer!

Und das Tolle daran: Die Wirkung dieses Lebenshauches, der Sie beim Laufen angeweht und von Ihnen Besitz ergriffen hat, hält auch noch an, wenn Sie die Sportschuhe längst abgestreift haben. Ihr Leben beginnt so richtig schön und gut zu laufen. Haben Sie Mut und Zuversicht. Das Leben trägt Sie!

... *Ruminatio*

»Achte auf deine Gedanken, denn Sie werden deine Worte. Achte auf deine Worte, denn sie werden deine Taten. Achte auf deine Taten, denn sie werden deine Gewohnheiten. Achte auf deine Gewohnheiten, denn sie werden dein Charakter. Achte auf deinen Charakter, denn er wird dein Schicksal!«

(Aus dem Talmud)

Vor langer, langer Zeit war einmal eine Gruppe von Mönchen mit der Feldarbeit beschäftigt. Ganz in ihrer Nähe lag eine Weide, auf der sich Kühe genüsslich das köstliche Gras schmecken ließen. Ein älterer Mönch, der sich von der anstrengenden Arbeit ausruhen wollte, setzte sich auf den Boden, nippte an seinem Wasserbeutel und beobachtete die Kuhherde. Die Tiere fraßen das Gras, kauten es wieder und wieder. Schluckten es hinunter und würgten es wieder hervor. Kauten es nochmals. Und der Mönch dachte bei sich: Der Mensch könnte sich ein Beispiel daran nehmen. So, wie das Fressen die Kuh am Leben erhält, aber erst das ausgiebige Kauen die verträgliche Aufnahme und Aufschlüsselung des Futters ermöglicht, müsste doch auch der Mensch geistige Nahrung besser »verdauen« können, wenn er sie beständig gut durchkaut.

Ich habe diese Geschichte erzählt, um Ihnen den Begriff der »Ruminatio« näher zu bringen, der wörtlich übersetzt »ständiges Wiederkäuen« bedeutet und als Bestandteil der geistlichen Schriftlesung, der *lectio divina*, aus der benediktinischen Mönchstradition nicht wegzudenken ist. Stärkende, aufbauende Worte sind unser täglich Brot.

So, wie unausgewogenes, nährstoffarmes Essen dem Menschen auf Dauer Schaden zufügen kann, schlagen sich niederdrückende Worte und negative Gedanken auf das Gemüt und letztlich auch auf den Magen. Dieser Tatsache waren sich bereits die großen Weisen der Frühzeit bewusst und hinterließen uns die Ruminatio als üppig sprudelnden Kraftquell.

Das »ständige Wiederkäuen« erleichterte es den Mönchen, die heiligen Schriften auswendig zu lernen und zu verinnerlichen. In der Praxis der Ruminatio wird die Macht des Wortes genützt. Worte und Gedanken besitzen schöpferische Kraft, sie bringen die Wirklichkeit hervor. In der Bibel werden dem Wort göttliche Qualitäten zugesprochen: »*Im Anfang war das Wort, und das Wort war bei Gott, und das Wort war Gott. … Alles ist durch das Wort geworden, und ohne das Wort wurde nichts, was geworden ist.*« (Johannesevangelium 1,1–3) Gedanken und Worte prägen Ihre Welt. Sie halfen, die Lebenssituation hervorzubringen, in der Sie sich heute befinden, und tragen erheblich dazu bei, Ihre Zukunft zu gestalten. Sie sind dem Lauf der Dinge nicht hilflos ausgeliefert, sehr vieles haben Sie selbst in der Hand. Achten Sie darauf, was Sie denken und sagen. Die Gedanken, die Sie hegen, färben Ihre Seele, und die Seele wiederum beeinflusst die körperliche Verfassung.

Sie stehen momentan nicht dort, wo Sie sein möchten? Sie stecken irgendwie fest? Vielleicht haben Sie sich in der Art des Denkens verhakt, von der Hiob sagt: »*Was mich erschreckte, das kam über mich, wovor mir bangte, das traf mich auch.*« (Buch Hiob 3,25) Dann ist es an der Zeit, sich Worte der Zuversicht zu suchen, sie zu Ihren künftigen Wegbegleitern zu machen – und zu Laufpartnern. Worte sind sehr mächtig! Sie können aufbauen oder zerstören, streicheln oder schlagen. Sie kränken und machen krank, sie können aber auch heilen. Die Ruminatio möchte Sie dazu anregen, Ihren Geist mit positiven und kreativen Inhalten zu füllen.

Ach ja: Was ich da sage, kommt Ihnen vertraut vor? Nur das Wort Ruminatio haben Sie noch nie gehört? Die Wirkung steter Wiederholung heilsamer Gedanken ist nicht nur uns Benediktinern bekannt, sondern auch in anderen spirituellen Kulturen verbreitet. Mit Mantren – oder moderner: Affirmationen – werden ähnliche Ziele verfolgt wie mit der Ruminatio.

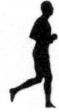 ## *Praktisches Üben im Laufen*

Wenn Ihnen nicht ohnehin schon eine bestimmte Aussage besonders am Herzen liegt, weil sie Ihr ganzes Sinnen und Trachten genau auf den Punkt bringt, suchen Sie sich für die Ruminatio zunächst einen Inhalt, auf den Sie beim Laufen meditieren möchten. Durchstöbern Sie zu diesem Zweck die Bibel, Schriftensammlungen anderer Weltreligionen oder die Lebensphilosophien Asiens und Europas. Auch in Büchern mit Zitaten großer Denker können Sie fündig werden. Wählen Sie einen kompakten Satz oder nur ein Wort aus, von dem Sie sich ganz besonders angesprochen fühlen. Aber wie gesagt: Sie können auch eigene Inhalte schaffen, die Ihnen guttun und die Sie momentan brauchen. Wenn Sie Angst haben, ruminieren Sie: *»Mut«* oder: *»Ich bin mutig«; »Ich bin ruhig und gelassen«* und Ähnliches. Ihrer Kreativität sind dabei keine Grenzen gesetzt. Der Inhalt der »Ruminatio« sollte allerdings positiv formuliert sein. Vermeiden Sie Verneinungen, sagen Sie: *»Ich bin mutig«* statt: *»Ich bin nicht ängstlich«*. Während Sie laufen, wiederholen Sie Ihren Leitsatz langsam und im Rhythmus des Atems. (Erwünschter Nebeneffekt: Sollte Ihre Atmung ungleichmäßig sein, wird sie sich dadurch wie von selbst harmonisieren.)

◆ *Worte und Gedanken bewegen Menschen.*

Bei der Ruminatio im Laufen lassen Sie sich von schönen Worten vorantreiben und es rührt sich etwas in Ihnen. Sie sprechen sich selbst gut zu. Das hat zur Folge, dass Sie auch mit und über Ihre Mitmenschen, das Leben und die Welt Gutes denken und reden. Dabei entleert sich der innere Mülleimer, der all die negativen Worte enthält, die ungutes und liebloses Verhalten hervorrufen. An ihre Stelle treten die guten Dinge, die das Leben lebenswert machen.

Ruminatio ist ein Gebet, das früher oder später erhört wird – *»Bittet, dann wird euch gegeben.«* (Matthäusevangelium 7,7) Beobachten Sie die Gedanken und Worte, die Sie aussäen, daher kritisch, denn sie werden Früchte tragen. Die Ruminatio hat eine gewaltige Tiefenwirkung, die seelische und körperliche Gesundheit nachhaltig beeinflusst. Sie trainiert auch Ihre Konzentrationsfähigkeit. Die Neigung des Geistes, fortdauernd in der Gegend herumzuwandern, abzuschweifen und wertvolle Energie zu vergeuden, wird dadurch gebannt. Und beim Laufen bleiben Sie auf diese Weise immer im gegenwärtigen Moment.

Auch im Alltag können Sie die Ruminatio jederzeit und allerorts üben. Ob Sie stehen, sitzen, relaxen, im Stau sind, mit dem Flugzeug reisen, sich in der Warteschlange an der Supermarktkasse langweilen, mit mulmigem Gefühl dem Zahnarzttermin entgegensehen, egal, was auch immer Sie tun, üben Sie! Sie können auch ein Tages-, Wochen- oder Monatsmotto, das Sie zur Ruminatio verwenden wollen, auf ein Kärtchen schreiben und es sich in die Brieftasche stecken. Oder Sie kleben einen Zettel auf den Badezimmerspiegel oder an die Kühlschranktür, damit Ihnen gleich zu Beginn des Tages etwas Positives ins Auge sticht – abgesehen von Ihrem Spiegelbild natürlich. Wenn Sie allein sind, dann können Sie Ihr Wort oder Ihren Satz auch laut oder halblaut vor sich hersagen. Beim Laufen empfiehlt sich das allerdings nicht, weil Sie dabei ja durch die Nase atmen und die Zunge den Gaumen berührt.

... Humor, Lachen, Kreativität

»Die Freude und das Lachen sind ein Quell ewiger Jugend«

(Aus Tibet)

Überkommt Sie hin und wieder ein akuter Anfall von Lachitis, oder ist Ihnen der Humor schon vergangen? Achten Sie einmal darauf, wie viele lächelnde Gesichter Sie sehen, wenn Sie durch eine belebte Einkaufsstraße schlendern. Bei dieser Gelegenheit können Sie auch gleich selbst die Probe aufs Exempel machen. Stellen Sie sich vor eine Schaufensterscheibe, und schauen Sie, wie es um Ihre eigene Mimik bestellt ist.

Man könnte fast den Eindruck bekommen, die meisten Menschen hätten ihr Lachen verkauft wie Timm Thaler aus dem gleichnamigen Jugendroman von James Krüss. Viele fristen ihr Dasein mit versteinertem Gesicht, und wenn sie es denn einmal zu einem Lächeln verziehen, wirkt es gezwungen und künstlich, aufgesetzt, weil es im Umgang mit Menschen zum guten Ton gehört oder weil Freundlichkeit dem beruflichen Fortkommen dient. Aber offenes Lächeln und herzhaftes Lachen scheinen vom Aussterben bedroht.

Von Herzen kommendes Lachen beruht auf Humor, und der ist eine Lebenshaltung. Sie wissen ja: Humor ist, wenn man trotzdem lacht. Das Wort »Humor« weist auf den lateinischen Ausdruck *humus* (»Erdboden«) hin. Der wiederum steckt auch in *humilitas* (»Demut«).

Der Begriff »Demut« hat heutzutage einen verstaubten, modrigen Beigeschmack angenommen. Dabei ist damit keineswegs willenloses Buckeln vor der Macht, keine Scheu dem Leben gegenüber und auch keine gespielte Frömmelei gemeint, die sich unterwürfig gibt, in Wirklichkeit aber von Machtgier beseelt ist.

In allen spirituellen Traditionen wird Demut als hoher Wert begriffen. Und letztlich bedeutet sie nichts anderes, als fest auf dem Boden zu stehen – und sich nicht so waaaahnsinnig ernst zu nehmen. Auch – und vielleicht vor allem: über sich selbst lachen zu können. Also: Seien Sie nicht immer so bitterlich ernst. Denn sonst kippen Sie gleich bei der kleinsten Kritik aus den Latschen und fallen in die tiefe Grube des Selbstzweifels – Humor ade, Lachen futsch!

Betrachten Sie das Leben doch öfter einmal von der humorvollen Seite. Es fördert die Gelassenheit und zieht das Glück geradezu magisch an. (Ganz abgesehen davon, dass humorvolle Menschen kommunikativer und von hoher sozialer Kompetenz sind.) Oder fühlen Sie sich von frohsinnigen Menschen etwa nicht angezogen? Mit etwas mehr Humor werden Sie im Beruf und privat bedeutend häufiger befriedigende Momente erleben als mit der Leichenbittermiene des ewigen Miesepeters. Das Leben ist ohnehin viel zu kurz für ein langes Gesicht.

Und nicht vergessen: Humor fördert die Gesundheit. Denken wir nur an CliniClowns oder Clown Doctors, die die Genesung der Patienten durch Lachtherapie unterstützen. Wer humorvoll durchs Leben geht, lässt seine geistigen Verkrampfungen los und bekommt den Schlüssel für das Verlies in die Hand gedrückt, in dem seine schöpferische Kraft gefangen gehalten wird. Denn die Kreativität ist eine Tochter des Humors.

Apropos Töchter. Kinder zeigen uns, wie es geht. Sie sprühen nur so vor Kreativität und Lebensfreude. Und lachen durchschnittlich 400-mal pro Tag. Erwachsene nur 15-mal. *»Wenn ihr nicht … wie die Kinder werdet …«* (Matthäusevangelium 18,3)

 ## Praktisches Üben im Laufen

Laufen Sie mit einem Lächeln auf dem Gesicht, auch wenn Ihnen der Sinn gerade nicht danach steht. Der Appetit kommt mit dem Essen.

◆ *Laufen Sie im hellen Sonnenschein des Humors.*

Viele Läufer neigen zu einem übersteigerten Streben nach Vollkommenheit, das zu allem Möglichen führt, aber bestimmt nicht zu einem gelassenen, gesunden Laufstil. Falls Sie sich das nächste Mal mit einer solchen oder ähnlichen (Körper-)Haltung ertappen, überzeichnen Sie sie.

Wenn Sie zum Beispiel sehr verkrampft laufen, steigern Sie die Verkrampfung ins Groteske. Ziehen Sie die Schultern so hoch, wie Sie können, schneiden Sie verbissene Grimassen und watscheln Sie wie eine Ente. Spätestens dann müssen Sie über sich lachen.

Werden Sie Ihr eigener Clown. Danach werden Sie wie geschmiert weiterlaufen können. Beim Lächeln entspannt sich die gesamte Gesichtsmuskulatur und mit ihr die Person, die dieses Gesicht trägt. Sorgenfalten werden weniger, Elefanten verwandeln sich in Mücken zurück und fliegen davon. Lächeln Sie beim Laufen in die Welt hinaus und den Menschen zu! Sie verschenken damit viel Freude, geizen Sie nicht.

Probieren Sie es gleich heute einmal aus. Schauen Sie in den Spiegel. Welchen Gesichtsausdruck sehen Sie? Zählen Sie mehr Sorgen- oder mehr Lachfalten? Wann haben Sie das letzte Mal herzhaft gelacht? Lächeln Sie Ihrem Spiegelbild zu und im weiteren Verlauf des Tages dann auch die Menschen an, die Ihre Wege kreuzen. Lachen ist ein Jungbrunnen und die beste Kosmetiklinie der Welt.

Humoriges Laufen entstaubt den Geist. Und passen Sie auf: Bald werden Sie auch den Impuls verspüren, Ihre Kreativität spielen zu lassen. Dann sprudeln die schöpferischen Ideen plötzlich nur so aus Ihnen heraus.

Laufen Sie lächelnd einer größeren Lebensfreude entgegen! Keep smiling. Just do it.

... mit sich allein sein zu können

»Ein Schüler kam zu Altvater Moses und begehrte
eine Unterweisung. Der Meister aber sagte zum
Schüler: ›Geh in deine Zelle und halte Stille, deine
Zelle wird dich alles lehren!‹«

(Weisung der Väter, Nr. 500)

Dieses Zitat geht auf die Wüstenväter und Wüstenmütter zurück, die zwischen dem dritten und dem
sechsten Jahrhundert nach Christus im syrischen
und ägyptischen Raum lebten. Sie zogen in die Einsamkeit der Wüste, um Selbst- und Gotteserkenntnis
zu erlangen. Es war dies zweifellos eine sehr radikale
Art, das Leben zu verändern und zu gestalten. (Keine
Sorge, von Ihnen erwartet niemand einen derartigen
Schritt.)

Die Grundabsicht, die diese Menschen verfolgten,
ist jedoch leicht nachzuvollziehen. Sie vermissten etwas und zogen aus, es zu suchen. Was dieses »Etwas«
war? Sinn im Leben. Die Fülle des Daseins. Sich selbst
zu spüren und wieder zu Atem zu kommen. Doch im
lauten Gewirr der Umtriebigkeit fanden sie (ja, auch
damals schon) keine Lösung, keine befriedigenden
Antworten. Deshalb wählten sie die Stille und die
selbst auferlegte Zurückgezogenheit.

Und siehe da, plötzlich vernahmen sie eine Stimme, die klar und deutlich zu ihnen sprach. Sie stellte Fragen wie: »Was hast du bisher aus deinem Leben gemacht?« »Lebtest du so, wie du es immer wolltest und wie es deinen Talenten und Fähigkeiten entspricht?« Die Stimme klang nicht vorwurfsvoll oder gar anklagend, nein, sie klang ehrlich, offen – und liebevoll, wirkte mit, Antworten zu finden und Ver-Antwort-ung zu übernehmen.

Viele Wüstenmütter und Wüstenväter kehrten in die Gesellschaft zurück. Einige blieben in der Einsamkeit und wurden große Meister und Ratgeber, die von Tausenden aufgesucht wurden. Etliche besaßen auch besondere Heilkräfte, andere wiederum außergewöhnliche physische Fähigkeiten (*virtutes*) wie übers Wasser zu gehen oder zu levitieren (schweben). So heißt es jedenfalls.

Doch die für uns eigentlich wichtige Frage lautet: Woher kam die Stimme in der Stille? Sie erklang aus dem tiefsten Inneren der Menschen, aus ihrem Herzen. Diese Stimme wird auch als Stimme Gottes bezeichnet. Dadurch, dass die Wüstenväter und Wüstenmütter alles zurückgelassen hatten, was sie mit ihrem gewöhnlichen Alltag verband, wurden sie in die Lage versetzt, authentisch Kontakt zu ihrem eigenen Leben herzustellen. Das Ziel ihrer Reise war

Selbst- und Gotteserkenntnis, aber auch die allumfassende Liebe zu allen Geschöpfen.

Diese Einsiedler waren die ersten Mönche des Westens.

Das deutsche Wort »Mönch« geht auf den griechischen Ausdruck *monos* (»einzeln«, »allein«) zurück. Ein Mönch ist also ein Mensch, der mit sich allein sein kann.

Um sich diese Fähigkeit anzueignen, müssen Sie nicht in ein Kloster eintreten. Werden Sie ein Mönch (oder eine Nonne) im Alltag, und üben Sie, manchmal auf sich allein gestellt zu sein.

Ein kleiner Versuch: Setzen Sie sich in ein Zimmer, ohne dass im Hintergrund ein Radio oder ein Fernseher läuft. Gehen Sie eine halbe Stunde lang keiner Tätigkeit nach, seien Sie einfach nur da. Nach fünf Minuten werden Sie unruhig werden. Gedanken steigen auf und der Geist versucht, sich abzulenken. Vielleicht lesen Sie unwillkürlich zigmal den Text auf dem Etikett der Mineralwasserflasche, die vor Ihnen steht. Damit wird verhindert, dass die Stimme – Ihre Stimme – zu Ihnen spricht und Sie eventuell mit verdrängten unangenehmen Fragen konfrontiert. In Einklang mit sich zu kommen und inneren Frieden zu erleben setzt jedoch voraus, dass man sich diesen Fragen stellt.

Schaffen Sie sich also immer wieder Freiräume zum Alleinsein. Es ist eine Tiefenmassage für die Seele. Wer sich selbst erträgt, hält es auch mit anderen aus. Dadurch werden Sie beziehungsfähiger, lieben Ihre Partnerin, Ihren Partner um ihrer, seiner selbst willen und nicht, weil Sie nicht allein sein können. Sie werden befähigt, mit den unterschiedlichsten Menschen gut auszukommen, weil Sie mit sich selbst gut zusammenleben können und bei sich wohnen. Dann zerstreuen sich alle Zweifel von selbst: *»Heute Abend komme ich mich besuchen, hoffentlich bin ich auch zu Hause!«* (frei nach Karl Valentin, 1882–1948)

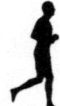 *Praktisches Üben im Laufen*

◆ *Wenn Sie üblicherweise in der Gruppe laufen, legen Sie künftig auch Trainingseinheiten ein, in denen Sie ganz allein sind.*

Wählen Sie eine Laufstrecke, auf der einigermaßen Stille herrscht. Kehren Sie während des Laufens in Ihre innere »Zelle« ein, zu der nur Sie allein Zutritt haben.

Das Gleichmaß der Laufbewegungen führt Sie in einen meditativen Zustand, in dem Sie die Stimme Ihres Herzens besser hören können. Werden Sie zum Lauscher. Sie werden viel über sich und das Leben erfahren. Ja, staunen werden Sie! Lernen Sie von Ihrer inneren Stimme. Stellen Sie ihr ruhig auch Fragen. Früher oder später kommt eine Antwort, oft, wenn Sie es gar nicht erwarten. Das sind die Geistesfunken, in denen Sie das berühmte Aha-Erlebnis haben. Es ist dann ganz so, als würden Sie von außen erleuchtet. Plötzlich haben Sie den Durchblick, wissen genau, wie Sie ein Problem lösen oder welche Entscheidung Sie treffen.

Dann tun Sie es den tibetischen Laufmönchen gleich und spüren, worum es wirklich geht: um die Verbundenheit mit sich selbst und dem innersten Wesenskern, der uns ausmacht. Jetzt haben Sie einen Termin bei Gott, Ihrem ganz persönlichen Coach.

Das meditative Laufen ist eine gute Gelegenheit, dem »Etwas« nachzuspüren, das Sie suchen. Haben Sie den roten Faden Ihres Lebens schon gefunden? Folgen Sie ihm auch? Oder was stellen Sie alles an, um Ihrer inneren Stimme zu entgehen?

... sich nicht von Äußerlichkeiten abhalten zu lassen

»Ändere du dich, und die Welt um dich wird sich verändern.«

(Aus Tibet)

Fällt Ihnen auch manchmal auf, wie oft sich die Menschen, mit denen Sie sich unterhalten, über ihr Leben beklagen, wie unzufrieden sie sind? Wer und was ist da nicht alles schuld an der persönlichen Befindlichkeit: das Wetter, die Politik, die Familie, der Staat, der Freundeskreis, die Kollegen, die viele Arbeit, der Wohnort, die Zeit. Welche geistige Faulheit! Wer so denkt, kann sich gemütlich zurücklehnen und sich seiner Opferrolle hingeben. Weil dies und das nicht passt, kann man jenes nicht tun. So legt man die Hände in den Schoß und fügt sich auch Umständen, an denen durchaus etwas zu ändern wäre.

Aber seien wir doch ehrlich: Ich glaube, dass fast jeder von uns mehr oder weniger zu einer solchen Einstellung neigt. Schließlich ist nichts so leicht, wie dem Weg des geringsten Widerstands zu folgen und die Verantwortung für persönliche Versäumnisse äußeren Einflüssen zuzuschieben. Auf diese Weise braucht man keine Entscheidungen zu treffen und kann fröhlich weiternörgeln.

Passen wir also auf. Denn wer es übertreibt, schaut durch die schwarz gefärbte Brille des Pessimismus in die Zukunft und ist deshalb blind für das helle Licht der Zuversicht am Horizont.

Holen Sie Hammer und Meißel heraus, und fangen Sie an, Ihr eigenes Leben mit den Werkzeugen des Wollens und Vertrauens zu bearbeiten. Wandeln Sie sich vom Saulus zum Paulus, vom Schwarzmaler zum Optimisten: *»Der Pessimist sieht in jeder Chance ein Problem, der Optimist in jedem Problem eine Chance«* (aus China). Ziehen Sie den Stöpsel und verlassen Sie das lauwarme Bad des Selbstmitleids.

Für Ihr Leben ist niemand anders zuständig. Sie allein haben die Verantwortung. Machen Sie einen Sprung. Überspringen Sie die Begrenzungen Ihrer engen, eintönigen Lebensanschauungen und betreten Sie die weite Welt der persönlichen Erfüllung.

Worauf warten Sie eigentlich noch?

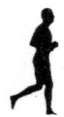 *Praktisches Üben im Laufen*

Oft dienen die Wetterverhältnisse als Ausrede, das Training ausfallen zu lassen. Mal ist es zu heiß, zu kalt, zu windig, zu nass, ein anderes Mal zu trocken oder zu sonnig oder was auch immer. Man würde ja sooo gerne, aber …

◆ *Laufen Sie zu jeder Jahreszeit und bei jeder Witterung.*

Schaffen Sie sich selbst die optimalen Verhältnisse. Sagen Sie sich: »So wie das Wetter jetzt gerade ist, ist es gut!« Sind Sie schon einmal unter einem strahlend blauen Himmel durch eine schneeverzauberte Winterlandschaft gelaufen? Jeder Atemzug schwingt sich als weißer Schleier in die Lüfte empor. Und schon hat die Kälte ihren ersten Schrecken verloren. Trotz der niedrigen Temperatur pulsiert angenehme Wärme durch Ihren Leib. Es könnte auch ein schöner Frühlingstag sein.

◆ *Laufen im Winter stärkt die physischen und psychischen Abwehrkräfte.*

Grippe, Schnupfen und kalte Füße waren gestern. Frostige Lebensumstände verlieren ihre Bedrohlichkeit. Seien Sie stolz auf sich: Sie verkriechen sich nicht im warmen Stübchen der Resignation, sondern stellen sich den Herausforderungen und meistern sie souverän. Ein weiterer Meilenstein auf dem Weg der Entfaltung Ihrer Persönlichkeit.

◆ *Wunderbar ist auch ein Lauf bei Sommerregen.*

Wann immer es die Temperatur zulässt, ziehe ich das Leibchen aus und laufe mit freiem Oberkörper. So spürt man ganz intensiv, wie die Wassertropfen die Lebensgeister wecken. Noch stärker wird dieses Empfinden, wenn Sie barfuß über eine Wiese laufen. Dann sind Sie den Elementen der Natur ausgesetzt und fühlen sich dabei dennoch gut aufgehoben und geborgen.

◆ *Üben Sie das Spiel mit den Winden.*

Ein weiteres Highlight des meditativen Laufens: Bei Rückenwind trägt Sie der Lebensodem, Sie müssen nur loslassen und alles geht wie von selbst. Vielleicht kommen Sie sogar in den Genuss einer natürlichen Aromatherapie. Schnuppern Sie nur: all die Düfte der Blumen und Sträucher, von denen Ihre Nase gestreichelt wird.

Gegenwind verlangt uns etwas mehr ab, ein klein wenig Nachdruck. Versuchen Sie aber keinesfalls, dagegen anzukämpfen, sondern gleiten Sie einfach wie stromlinienförmig hindurch. Dabei erfahren Sie, was es heißt, den Atem des Lebens eingehaucht zu bekommen. Körper und Seele werden gut gelüftet.

Auch im Leben stellt »Gegenwind« eine Herausforderung dar. Nehmen wir sie an, gibt sie uns neue Kraft: Nur im ersten Moment sind ungute Umstände bedrohlich. Schon beim zweiten Hinsehen entpuppen sie sich als das gerade Gegenteil, als unwiederbringliche Chance.

Nehmen wir sie wahr.

... unnötigen Ballast abzuwerfen

»Ein Schüler kam zu Meister Antonios und fragte:
›Was kann ich tun, um meine niedergedrückte
Seele und meinen geschwächten Körper zu heilen?‹
Der große Meister Antonios sagte: ›Lass dir kein
Ding reuen, das vorbei ist, und übe Enthaltsamkeit
von der Zunge und vom Bauch.‹«

(Nach Weisung der Väter, Nr. 6)

Unglaublich, wie viele Dinge wir im Laufe unseres Lebens so ansammeln. Ganze Dachböden und Keller sind damit voll. Alte Kleider, Zeitschriften, Möbel, ausgedienter Hausrat, Spielsachen, mit denen die Kinder vor Jahren einmal spielten, alles wird gehortet wie ein wertvoller Schatz. Natürlich besitzt vieles davon schönen und hohen Erinnerungswert. Aber seien Sie ehrlich: Wie oft sehen Sie sich diese Sachen wirklich noch an?

Immer wieder einmal kommt die Zeit, sich von Unnötigem zu verabschieden. Das gilt für Gegenstände ebenso wie für körperlichen und seelischen Ballast. Physisch schleppen zahllose Erwachsene, zunehmend aber auch schon Kinder, mehr mit sich herum, als sinnvoll und nötig wäre.

Meistens ist übermäßige und falsche Ernährung

für Übergewicht und Fettleibigkeit verantwortlich. Maßlosigkeit regiert. Man stopft sich voll, nicht nur um den Hunger zu stillen und dem Körper zuzuführen, was er braucht, sondern auch um die innere Leere zu füllen. Auch Frust scheint ein guter Koch zu sein. Essen tröstet, belohnt, vertreibt die Langeweile, stillt seelische Schmerzen und lenkt ab. Nahrungsmittel sind heutzutage beliebte Seelsorger, Speiselokale attraktive Pilgerstätten.

Schon unsere Kleinen missionieren wir in dieser Hinsicht mehr, als ihnen guttut. Holt sich ein Kind eine Schramme, gibt es einen Schokoriegel zum Trost.

Die Folgen sind – in jedem Alter – Einbußen an körperlicher und geistiger Beweglichkeit, Selbstablehnung und noch mehr Frust. Seelische Last wird zu körperlichem Ballast. Ein Teufelskreis.

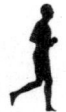 *Praktisches Üben im Laufen*

Bei praktisch keiner anderen Bewegung wird der Körper so intensiv gereinigt wie beim Laufen. Vermehrtes Schwitzen transportiert Schlacken ab. Und das Schöne:

◆ *Meditatives Laufen entgiftet sowohl den Körper als auch die Seele.*

Denn dabei werden nicht nur Kalorien, sondern auch Sorgen, Kümmernisse, Ängste, Zweifel und belastende Emotionen verbrannt. Die Seele wird gesund, der Geist dynamisch und der Körper gestrafft. Viel Altes und Belastendes wird abtransportiert.

In der tibetischen Medizin heißt es zum Beispiel, ständiger Ärger schädige die Leber und verunreinige das Leberblut, was wiederum die Sehkraft negativ beeinflusse.

◆ *Mit regelmäßigem meditativem Laufen optimieren Sie langfristig Ihr Körpergewicht.*

Langfristig nicht, weil es lange dauert, bis es so weit ist. Nein, gemeint ist, dass Sie nach einiger Zeit unweigerlich Ihr Essverhalten verändern werden – und nur das führt dauerhaft zu positiven Ergebnissen. Über kurz oder lang werden Sie realisieren, dass Ihr Körper seine eigene Intelligenz besitzt, die Ihnen sagt, was gut für Sie ist.

Schon nach den ersten Laufeinheiten beginnen Sie, gesünder zu essen. Sie nehmen energetisch wertvollere Nahrung zu sich und achten auf Qualität.

Selbstverständlich werden Sie auch dann und wann ein Stück Schokolade genießen. Doch das reine Frust- und Lust(fr)essen wird sich drastisch reduzieren. Sie werden zufriedener mit sich, und das hat zur Folge, dass nicht nur Ihre körperliche, sondern auch Ihre geistige Leistungsbereitschaft steigt.

Das regelmäßige Training verbannt Trägheit und Müßiggang. Sie kommen in die Gänge, fühlen sich leicht und beschwingt. Denn die schweren Lasten, die Sie bislang in Ihrer Seele und auf den Hüften mit sich herumschleppen mussten, legen Sie allmählich ab.

Freuen Sie sich. Und genießen Sie die angenehme Leichtfüßigkeit des Lebens.

... Einfühlsamkeit

»Alles, was ihr von anderen an Gutem erwartet, das tut auch ihnen.«

(Matthäusevangelium 7,12)

Vor einigen Tagen habe ich eine Fernsehsendung über die Zukunft unserer Gesellschaft gesehen. Alle sieben Fachleute, die an der Diskussion teilnahmen, beklagten die Kälte unseres Sozialgefüges.

Man kann es nicht unbedingt verallgemeinern, aber viele von uns merken doch, dass die Menschen in unseren Tagen eher aneinander vorbei- als miteinander leben und dass sich das Klima unseres Miteinanders insgesamt nicht gerade zum Positiven verändert.

Ich selbst kenne noch andere Formen des Gemeinschaftslebens, und so alt bin ich wirklich noch nicht. In meiner Kindheit, die in den Siebzigern begann, war es üblich, dass jeden Samstag oder Sonntag Besuch kam. Fraglos selbstverständlich war auch die gegenseitige Hilfe bei der Arbeit oder Kinderbetreuung. Heute leben die meisten Menschen eher isoliert und ziehen sich in ihre eigenen vier Wände zurück – ohne damit allerdings wirklich zufrieden, geschweige denn glücklich zu sein. Eigentlich scheinen sie alles zu haben, und trotzdem: Irgendetwas fehlt.

Offenheit, Wärme und Ehrlichkeit sind im täglichen Umgang auch jenseits des eng umgrenzten Freundeskreises von Bedeutung, wenn unsere Gesellschaft wirklich eine humane sein oder bleiben will. Begegnen wir also den Menschen als Menschen und engen sie nicht auf die Funktion ein, die sie ausüben. Der Tankwart oder die Frau an der Supermarktkasse sind interessante, einzigartige und wertvolle Personen mit Träumen, Hoffnungen und Sehnsüchten. Schenken

Sie ihnen dann und wann ein nettes Wort. Verteilen Sie Freude. So tragen Sie dazu bei, die Umwelt etwas freundlicher zu gestalten. Abgesehen davon: Wie es in den Wald reinschallt, so tönt es hinaus …

Der starr fixierte Egoismus auf die eigene Person hat ja beinahe schon »religiöse« Züge angenommen. Als stark und erfolgreich gilt, wer andere, notfalls mit den Ellbogen, aus dem Feld schlägt. Doch nachhaltiger, gesunder Erfolg baut nicht auf solchen Strategien auf, auch wenn man damit kurzfristig einmal den Längeren ziehen mag. *»Der Starke kann auch nachgeben, ohne zu fürchten, sich selbst aufgeben zu müssen.«* (aus China)

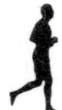 ## Praktisches Üben im Laufen

◆ *Meditatives Laufen in der Gruppe schult die soziale Kompetenz.*

Beim Laufen mit anderen entsteht ein Gemeinschaftsgefühl, das Geborgenheit vermittelt. Und die tiefe Erkenntnis: Ich bin nicht allein auf der Welt.

In der Gruppe üben Sie Rück-, Vor- und Nachsicht gegenüber Ihren »Mitläufern« und spulen nicht nur stur Ihr Programm ab. Sie achten auf das Tempo der anderen, ermutigen und fördern sie und lassen sich Ihrerseits von ihnen motivieren. Sie fühlen sich als Teil eines Teams, in das Sie alle Ihre Qualitäten einbringen können. Erfahrungen werden ausgetauscht und alle können voneinander profitieren. Gespräche entstehen, man hört zu, kann gut aufeinander eingehen, weil sich alle auf der gleichen Ebene bewegen und keine Hierarchie besteht. Da beim Laufen auch das Kreativzentrum im Hirn besonders stimuliert wird, fallen Ratschläge oft auf fruchtbareren Boden. Lösungswege werden beschritten.

◆ *Meditatives Laufen lehrt Einfühlsamkeit.*

Sie trainieren, auf die unausgesprochenen Bedürfnisse des anderen einzugehen, nicht um sich einzuschmeicheln, sondern als Bestandteil eines neuen, hochwertigeren Miteinanders auch jenseits der gemeinsamen Laufstrecke. Wie aufmerksam ist es, wenn Ihnen beispielsweise bei Tisch jemand den Salzstreuer reicht, bevor Sie darum gebeten haben. Dann fühlen Sie sich wahrgenommen, und das tut einfach gut.

Einfühlsamkeit beginnt bei einem selbst. Hören Sie beim Laufen also auch auf Ihren Körper. Wie viel

Training brauchen Sie heute? In welchem Tempo? Sind Sie wirklich müde, oder macht bloß der innere Schweinehund auf sich aufmerksam? Legen Sie den Pulsmesser ab und übernehmen Sie selbst die Verantwortung. Die müssen Sie nicht ständig an äußere Hilfsmittel abgeben. Aktivieren Sie lieber Ihre natürlichen inneren Messinstrumente. Sie sagen Ihnen verlässlich, was Ihnen guttut – und wie viel davon.

… ungewohnte Wege zu betreten

»Gott sprach zu Abraham: ›Zieh weg aus deinem Land, von deiner Verwandtschaft und aus deinem Vaterhaus in das Land, das ich dir zeigen werde.‹«

(Buch Genesis 12,1)

Geht es Ihnen wie Phil Connors, dem Ansager des Wetters aus dem Film *Und täglich grüßt das Murmeltier*?

Phil Connors sitzt in einer Zeitschleife fest und muss Tag für Tag denselben Tag durchleben. Er verzweifelt, fällt in den Strudel der Stumpfsinnigkeit, der ihn tief runterzieht und ihm den letzten Nerv raubt. Jede einzelne Situation des Tages ist ihm vertraut, er weiß, welche Leute er treffen wird, welche Fragen sie stellen werden und welche Antworten er ihnen geben wird. Alle Handlungen des Tages spulen sich wie von selbst ab. Trostlose Routine in ihrer reinsten Form.

Also noch einmal: Wie ist es bei Ihnen?

Laufen Ihre Tage auch nach Schema F ab? Wissen auch Sie schon am Morgen, was Sie am Abend erlebt haben werden? Dass Ihnen dieselben Menschen dieselben Geschichten aus ihrem Leben erzählen und Sie diese mit dem gleichen halbherzigen Interesse über sich ergehen lassen wie immer, um nur nicht unhöflich zu wirken?

Die Macht der Gewohnheit regiert unser Verhalten. So bestellt man im Restaurant fast immer dieselben Speisen, trägt seit Jahren dieselbe Frisur, verwendet dasselbe Parfum, liest fast immer dieselben Zeitschriften, trifft sich praktisch ausschließlich mit einigen wenigen, sehr vertrauten Freunden und vermeidet es tunlichst, neue Bekanntschaften zu machen, die einem andere Perspektiven vermitteln könnten. Man kleidet sich einem bestimmten Stil gemäß, um bloß nicht mit einem neuen Styling aufzufallen, fährt Jahr für Jahr ins selbe Urlaubsland, besteht auf demselben Hotelzimmer und bekommt nach zwanzig Jahren eine Auszeichnung für erwiesene Treue (oder auch nicht).

Dabei stünde eine solche Urkunde dem Großteil der Leute zu: der Orden für die standhafte Vermeidung neuer Einsichten, Erkenntnisse und jeglicher Erweiterung des persönlichen Horizonts. Sie wissen ja: Was der Bauer nicht kennt, dass isst er nicht.

Doch in einer Gesellschaft, die so von der Routine regiert wird wie die unsrige, steigt zugleich auch die Abenteuerlust. Nur wird sie überwiegend virtuell befriedigt und nicht real. Das Sicherheitsdenken überwiegt, und so wird um alles Neue ein weiter Bogen gemacht.

Nun müssen Sie nicht gleich von einer Sekunde zur anderen Ihr gesamtes Leben umkrempeln. Machen Sie sich aber auf, die kleinen Abenteuer des Alltags zu wagen. Tragen Sie einmal einen neuen Duft auf, kaufen Sie sich das nächste Mal ein farbenfrohes Kleidungsstück. Setzen Sie sich mittags in der Kantine zu einem Kollegen, mit dem Sie noch nie gesprochen haben. Wählen Sie einmal eine andere Strecke zu Ihrer Arbeitsstelle. Sprechen Sie öfter mit Leuten, die etwas von der Norm abweichen. Mit den sogenannten Sonderlingen und Eigenbrötlern, den irgendwie »Komischen«. So übel, wie Sie immer dachten – oder vielleicht auch vorgedacht bekamen –, sind die gar nicht, werden Sie feststellen. So bauen Sie ungerechtfertigte Vorurteile ab, die für den

Umgang mit Ihren Mitmenschen nur Hindernisse dar-
stellen.

Treten Sie in Kontakt mit Angehörigen anderer Kulturen und Religionen, die vielleicht sogar in Ihrer un-
mittelbaren Nachbarschaft wohnen. Verlassen Sie in
Ihrem nächsten Urlaub das All-Inclusive-Ghetto und
erleben Sie das wirkliche Fluidum des Landes und
seiner Bewohner. Scheuen Sie sich auch nicht, Personen anzusprechen, die Sie gewöhnlich vor Ehrfurcht
erschaudern lassen, beispielsweise Prominente. Die
werden Sie schon nicht beißen. Im Gegenteil: Sie freu-
en sich genau wie Sie über aufrichtige, nette Worte.

Der Mut, Ungewohntes mit unsicherem Ausgang
zu wagen, birgt meines Erachtens enorm viele Chancen. Denken Sie an große Denker, Entdecker und Er-
finder wie Platon, Aristoteles, Albert Einstein, Tho-
mas Edison, Marie Curie, Bill Gates, »Patch« Adams,
Heinrich Harrer, Buddha und Jesus. Sie alle beschritten mutig neue Wege, sind von den Trampelpfaden
des blinden Glaubens und starren Gehorsams abge-
wichen. Hätten auch sie im Unbekannten bloß eine
Bedrohung gesehen, wäre ihnen kein Erfolg und
kein persönliches Wachstum beschieden gewesen.
Gehen Sie dem Fremden nicht länger aus dem Weg,
und trauen Sie sich, hin und wieder auch einmal un-
angepasst zu agieren. Angepasste Menschen stellen

nie infrage, was ihnen aufgetragen wird. Hinterfragen Sie Ihre eigenen Verhaltens- und Denkregeln. So bleiben Sie offen für Neues und lebendig. Streifen Sie die Gewohnheiten, die Ihnen Fesseln anlegen, ab wie eine alte Haut. Eine neue wächst nach – und Sie werden sich wohl in ihr fühlen.

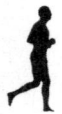 *Praktisches Üben im Laufen*

Betreten Sie auch beim Lauftraining neue Wege. Machen Sie Erkundungsläufe, bei denen Sie neue Gegenden kennenlernen, biegen Sie in den Wald ab und halten Sie Ihre Sinne für alle neuen Eindrücke und Erfahrungen offen.

◆ *Seien Sie flexibel. Laufen Sie nicht tagein, tagaus dieselbe Strecke.*

Wechseln Sie das Umfeld. Wählen Sie für den Rückweg wenn möglich eine andere Route als beim Hinlaufen. Fahren Sie mit dem Fahrrad oder mit dem Auto weiter weg, um in einem ganz anderen Umfeld zu üben. Auch während einer Urlaubsreise können Sie gut testen, wie es sich anfühlt, neue Wege zu beschreiten. Abwechslung stimuliert den Geist und verhindert, dass Sie unflexibel und starr werden.

Jeder Laufweg ist anders beschaffen. Was gibt es nicht alles: Asphalt, Waldböden mit Wurzeln, über die man mit Achtsamkeit laufen muss, um sich nicht zu verletzen, das kühle Moos, das heißen Füßen Kühlung verschafft, Schotterwege oder Wiesen, Sandstrand oder Bergpfade. Jeder Weg ist einzigartig und verlangt von Ihnen – gibt Ihnen aber auch die Chance –, sich spontan auf Neues einzustellen und es für Ihr Vorankommen zu nutzen.

Gehen Sie das Wagnis ein, in neue Regionen vorzustoßen, und schnuppern Sie würzige Abenteuerluft. Laufen Sie nicht ausschließlich auf ebenem Untergrund, genießen Sie auch Steigungen aller Art und gleiten Sie dann umso gelöster wieder talwärts.

Auch das Leben selbst verläuft nicht immer in geradlinigen, gleichmäßigen Bahnen. Das Leben ist dynamisch. Leben ist Wachstum. Trauen Sie sich mehr zu! So viel Tolles schlummert noch in Ihnen. Oder wollen Sie etwa bis ans Ende Ihrer Tage das Murmeltier grüßen?

Verlieben Sie sich in das Leben. Auch den Wetterfrosch Phil Connors hat die Liebe schließlich aus der Zeitschleife befreit. Die Liebe zu seiner Rita und die Liebe zu »Vita«, dem Leben.

... Dankbarkeit

»Selbstverständlichkeit ist ein Giftpfeil für den Dank.«
(aus Peru)

Unsere Gesellschaft des materiellen Wohlstandes ist ein idealer Nährboden für Undankbarkeit. Alles Gute und Schöne, das uns umgibt, nehmen wir als selbstverständlich hin. Das Dach über dem Kopf und die Tatsache, dass wir nur den Hahn aufdrehen müssen, um an frisches Wasser zu gelangen.

Wir finden es völlig normal, in einem freien, sicheren Land zu leben, in dem man ungestraft seine Meinung äußern und reisen darf, wohin man will. Wer feste Arbeit hat, denkt sich nichts dabei. Wir pflegen unsere Freundschaften, leben vielleicht in einer glücklichen Partnerschaft, gehören einer liebevollen Familie an, gehen in überreich sortierten Supermärkten einkaufen und so weiter und so weiter.

Ab und zu mag uns ein Anflug von Dankbarkeit überkommen, wenn wir vielleicht einen Obdachlosen auf der Straße sehen, einem behinderten Menschen begegnen, Zeuge eines Verkehrsunfalls werden. Dann halten wir, wenn's gut geht, kurz inne und machen uns bewusst, dass Leib und Leben zerbrechlich sind. Auch wer im Fernsehen Berichte über sinnlose Kriege und verheerende Naturkatastrophen sieht, mag spüren, dass doch nicht alles so eine »gemähte Wiese« ist, wie man immer meint.

Wer dankt, hat mehr vom Leben.

Doch neigen wir Menschen eher dazu, über etwas zu murren, was wir nicht haben, als zu schätzen, was uns im Moment zu eigen ist. Und nicht nur Dinge und Sachverhalte werden durch die Optik der Selbstverständlichkeit betrachtet, auch Menschen. Liebes- und Ehepartner werden nach einem kurzen Ausflug in den siebten Himmel leicht als selbstverständlich angesehen.

Nichts ist fix. Menschen gehören einander nicht wie Besitztümer, sondern entscheiden sich aus freien Stücken, dem anderen anzugehören. Sie sind kostbare Geschenke, und nicht immer darf man sie lange behalten.

Machen Sie sich in einer ruhigen Stunde doch einmal eine Liste, die alles enthält, wofür Sie Veranlassung haben, dankbar zu sein. Sie werden staunen, wie lang sie wird.

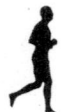 *Praktisches Üben im Laufen*

Als ich vor fast zwanzig Jahren mit dem sportlichen Laufen anfing, war ich oft sehr sauer, wenn ich die Kilometer, die ich mir vorgenommen hatte, nicht in einer bestimmten Zeit schaffte. Dann war das kleine Ego derart angeschlagen, dass es noch lange nach dem Training daran zu nagen hatte.

Ich glaube, dass es sehr vielen Läufern ganz ähnlich geht. Man hadert mit der Leistung, die man nicht erbracht hat, statt mit der zufrieden zu sein, die man vollbringen konnte und durfte.

Ich gehe sogar noch einen Schritt weiter: Man sollte froh und dankbar sein, dass man körperlich gesund ist und einen Fuß vor den anderen setzen kann. Aber nein, man belastet sich lieber damit, wie schnell man von A nach B kommt beziehungsweise nicht gekommen ist. Beim meditativen Laufen machen Sie die Erfahrung, dass es keineswegs selbstverständlich ist, dass Sie laufen können, dass letztlich überhaupt gar nichts im Leben selbstverständlich ist.

◆ *Betrachten Sie jede Laufeinheit als außergewöhnliche Chance.*

Sie dürfen sich bewegen, ihr Körper macht, was Sie wollen. Niemand verbietet Ihnen das Laufen. Sie dürfen in der freien Natur Frischluft gratis konsumieren und den herrlichen Tag erleben. Das allein ist schon wunderbar genug.

Danken Sie Ihrem Körper!

◆ *Das meditative Laufen öffnet Ihnen die Sinne für die Kleinigkeiten, die im Alltag so oft als gegeben hingenommen werden.*

Es ist gelebte Praxis der Dankbarkeit. Beim Laufen erkennen Sie, dass das Leben – das eigene und das jedes anderen – eine Gabe ist, die uns mit Liebe überreicht wurde und die wir respektvoll behandeln und in Ehren halten sollten. Das eigene und das der anderen!

... dass jeder Lauf einmal zu Ende geht

»Alles in deinem Leben ist von kurzer Dauer, gleich einem Blitz am Himmel.

Dieses Leben musst du verstehen als das leise Auftreffen eines Regentropfens, ein Ding aus Schönheit, das vergeht, schon während es entsteht. Daher nutze und genieße jeden Augenblick. Setz dir ein Ziel im Leben und suche es zu erreichen!

Hast du die Gelegenheiten des Lebens vertan, kannst du noch die vor dem Tode stehende Zeit nutzen, um nicht vergeblich gelebt zu haben.«

(Aus Tibet)

Eines Tages hört unser aller Lebens-Lauf auf. Niemand weiß wann.

Der Tod ist etwas ganz Natürliches und wie die Geburt Bestandteil unserer Existenz. Trotzdem berührt er die Gemüter der Menschen fast peinlich und wird aus unserer gelebten Wirklichkeit verdrängt. Er erzeugt ein unheimliches Gefühl, das Gefühl, auf dieser Welt nicht endgültig daheim zu sein.

Der Tod ist für jeden von uns unausweichlich, ein unaufschiebbarer Termin und nicht übertragbar. Er betrifft jeden Einzelnen ganz persönlich. Wir alle brechen eines Tages zum letzten Lauf auf.

Aber der Tod ist keine pechschwarze Gestalt mit einer Sense in der Hand. Vielmehr ist er ein großer Trainer, vielleicht der wichtigste auf Erden.

Von ihm können wir am allermeisten lernen. »Und was?«, fragen Sie vielleicht. Meine Antwort lautet: »die Liebe zum Leben«.

Die alten Mönche haben dafür eine sehr schöne betrachtende Übung geschaffen, die ich als »Totenbettmeditation« bezeichne. Dabei stellt man sich Fragen wie: »Wenn ich in drei Monaten sterben müsste, was würde ich bereuen, nicht getan zu haben?« »Was möchte ich noch gern tun, erleben und spüren?« »Mit welchen Menschen sollte ich mich vorher noch versöhnen, wem meine Gefühle mitteilen, etwas Liebes und Wichtiges sagen?« »Wen oder was würde ich noch gerne sehen, mit wem die mir verbleibende Zeit verbringen?« »Und wo?«

Leben Sie so, als wäre jeder Tag Ihr letzter!

Eine solche bewusste Auseinandersetzung mit der eigenen Vergänglichkeit hat nichts mit Todessehnsucht oder Angst vor dem Leben zu tun. Vielmehr zeigt sie Ihnen auf, dass wir alle nur eine bestimmte Lebenszeit zur Verfügung haben. Gerade das macht ja unsere irdische Existenz so kostbar wie die letzte Flasche Wasser auf einer Wüstenwanderung. Jeder Schluck ist ein unschätzbares Präsent.

Kosten Sie Ihr Leben Tropfen für Tropfen aus. Verschütten Sie Ihre Lebenszeit nicht. Nutzen Sie sie lieber für wirklich bedeutsame Ziele!

Die Totenbettmeditation ist auch ein hervorragendes Anti-Sorgenprogramm. Aus aufgeblähten Problemen wird die Luft herausgelassen, sodass sie kleiner werden und sich relativieren. Auf diesem Weg können Sie sich entspannen. Und mit dieser Haltung stellt sich eine Lösung wesentlich schneller ein, als wenn Sie Ihre Sorgen Tag und Nacht wälzen wie Sisyphos seinen berühmten Stein.

Ein vernünftiger Umgang mit der Zeit verschafft uns Achtsamkeit für das Schöne und Wesentliche des Daseins.

Wenn Sie mit dem kostbaren Rohstoff Lebenszeit bewusst und gezielt umgehen, erstrahlt Ihre Existenz in einem ganz neuen Glanz.

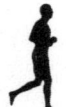 *Praktisches Üben im Laufen*

Setzen Sie beim Laufen jeden einzelnen Schritt in dankbarer Bewusstheit.

Denn jeder von ihnen ist einzig, unwiederbringlich und deshalb eine unschätzbare Gabe.

◆ *Die Laufstrecke ist Ihre Lebensstrecke.*

Wie bewegen Sie sich durchs Leben? Hetzen Sie von einem Augenblick zum anderen und erreichen Ihr Ziel erschöpft und kraftlos, wenn überhaupt? Bewegen Sie sich in der Richtung, die Sie einschlagen wollten?

◆ *Üben Sie beim Laufen die Totenbettmeditation.*

Was täten Sie noch gern, bevor Sie der letzten Etappe entgegensteuern? Sicher fallen Ihnen viele Dinge ein – Wünsche, an denen Ihr Herz hängt. Warum zögern Sie, sie sich zu erfüllen? Worauf warten Sie? Am Ende ist es zu spät. Zersägen Sie die lange Bank, auf die Sie vieles schieben.

Was hindert Sie daran, Ihre Träume und Wünsche wahr werden zu lassen, gleich heute noch die ersten Schritte zu unternehmen, die Sie ihrer Verwirklichung näher bringen?

Das meditative Laufen in den vier Jahreszeiten – dem Rad von Entstehen – Vergehen – Neuwerden – gibt Einblick in den Rhythmus von Leben – Tod – Geburt. Jeder Zeitabschnitt hat seine eigene Qualität, jeder Übergang seinen besonderen Reiz. So besitzt auch jedes Lebensjahr eine unvergleichliche Dimension.

Wenn die Seele mitläuft, lernen Sie, Ihr Leben zu genießen. Lassen Sie sich in Zukunft jeden Laufschritt und jeden Augenblick des Lebens auf der Zunge zergehen und schmecken Sie die zarte Süße Ihrer gegenwärtigen Lebenszeit. *»Unsere Tage zu zählen, lehre uns! Dann gewinnen wir ein weises Herz.«* (Psalm 90,12)

Zwölftes Kapitel

Bodyscanning

Das meditative Laufen wirkt wie eine Antenne, mit der Sie Kontakt zu Ihrem wahren Wesen aufnehmen. Damit empfangen Sie Signale Ihres Körpers und der Seele und können darauf reagieren. Lauschen Sie. Ihr Körper sagt Ihnen in aller Deutlichkeit, wie es um Sie steht. Verspannungen deuten darauf hin, dass der Lebensodem nicht ungehindert im Fluss ist. Oft reicht es schon aus, die einzelnen physischen Blockaden bewusst zu empfinden, um sie zu lösen.

Bodyscanning ist eine Methode, die es Ihnen ermöglicht, mit Ihrem Leib zu reden. Sie können sie bei jeder Tätigkeit im Alltag praktizieren – jederzeit und an jedem beliebigen Ort. Besonders aber vor, während oder nach dem meditativen Laufen, denn dabei machen sich auch kleinste Verspannungen deutlicher bemerkbar als im Ruhezustand oder bei weniger konzentrierten Aktivitäten.

Richten Sie Ihre mentale Wahrnehmung systematisch sukzessive über alle einzelnen Partien Ihres Körpers und nehmen Sie ein Controlling vor. Sie beginnen sie beim Kopf und gleiten dann mit voller Achtsamkeit abwärts bis zu Ihren Fußsohlen.

◆ Wie tragen Sie den *Kopf*? Ist Ihr Haupt unter der Last von Traurigkeit oder vom vielen Nachdenken gesenkt? Richten Sie ihn auf und schauen Sie der Welt ins Gesicht. Seien Sie kein Duckmäuser mehr, der alles über sich ergehen lässt. Schreiten Sie mit erhobenem Haupt durchs Leben. Be-haupt-en Sie sich, ohne hochnäsig zu werden.

»Kommt alle zu mir, die ihr euch plagt und schwere Lasten zu tragen habt. Ich werde euch Ruhe verschaffen.« (Matthäusevangelium 11,28)

◆ Konzentrieren Sie sich dann auf Ihre *Stirn*. Lassen Sie die Kummerfalten und Grübelfurchen entspannt los. Was macht Ihnen derzeit zu schaffen? Bieten Sie Ihren Sorgen die Stirn! Sie sind stärker als diese, sie können Sie nicht in die Knie zwingen. Glauben Sie an Ihre innere Kraft und an die Hilfe des göttlichen Geistes!

»… macht euch keine Sorgen …, denn es wird euch in jener Stunde gegeben werden …« (Matthäusevangelium 10,19)

◆ Geben Sie Ihre verspannten *Augen* frei, die Ihr Blickfeld, Ihren Horizont einschränken! Sehen Sie nicht mehr so klar, weil Mühsal Ihren Blick trübt? Gönnen Sie Ihren Augen einmal eine Pause, indem Sie Schönes betrachten, zum Beispiel einen herrlichen Sonnenuntergang oder eine Blume auf der Wiese.

»Das Auge gibt dem Körper Licht. Wenn dein Auge gesund ist, dann wird dein ganzer Körper hell sein.« (Matthäusevangelium 6,22)

◆ Legen Sie die Masken ab, die Sie bis jetzt immer getragen haben, indem Sie Ihre *Gesichtsmuskeln* lockern. Seien Sie öfter Sie selbst. »Ent-larve-n« Sie beengende Verhaltensweisen und zeigen Sie Ihr wahres Gesicht. Es ist wunderschön. Haben Sie mehr Mut, Ihr ganz persönliches Antlitz zu zeigen.

»Wende dein Gesicht weg vom Schatten der Angst zur Sonne der Liebe, und lass dir von ihren Strahlen Freude auf dein Antlitz malen!« (Aus Thailand)

◆ Lenken Sie liebevoll Ihre Achtsamkeit auf die *Nase*, und stellen Sie fest, ob Sie frei atmen können. Oder ist Ihre Nase verstopft? Haben Sie sie von irgendetwas voll? Können Sie etwas oder jemanden nicht mehr riechen? Atmen Sie tief durch und empfangen Sie so neue Lebenskraft.

»Er [der Geist Gottes] gibt dem Müden Kraft, dem Kraftlosen verleiht er große Stärke.« (Buch Jesaja 40,29)

◆ Wollen Sie sich nicht länger an irgendetwas festbeißen? Lösen Sie Ihren *Unterkiefer*, der deshalb schon schmerzt und knarrende Geräusche erzeugt. Lassen Sie Dinge und Menschen los, die Sie nicht halten können. Nur so kann Neues in Ihrem Leben Platz greifen.

»Wer das Leben [krampfhaft] gewinnen möchte, dem wird es entgleiten, wer aber auch loslassen kann, der wird es gewinnen!« (frei nach Matthäusevangelium 10,39)

◆ Entfesseln Sie Ihren *Hals*, damit der Atem frei hindurchfließt und Sie Gedanken und Gefühle frei aussprechen können. Spucken Sie aus, was Ihnen schon lange im Hals steckt. Nur Mut! Tauschen Sie auch Halsstarrigkeit gegen Offenheit und Spontaneität ein.

»Schüttle den Staub von dir ab … Löse die Fesseln von deinem Hals …« (Buch Jesaja 52,2)

◆ Sprengen Sie den Gefühlspanzer im *Brustkorb*, damit Sie die Stimme Ihres Herzens wieder vernehmen, mit Ihren wahren Gefühlen, Sehnsüchten und Wünschen in Kontakt treten können. Lassen Sie Menschen an sich heran und verkriechen Sie sich nicht in Ihrem Schneckenhaus. Schenken und empfangen Sie Liebe. Machen Sie den ersten Schritt!

»Die Sonne der Liebe taue auf das Eis von deiner Brust, damit dein Herz sich weiten und deine Seele sich freuen darf.« (Segensspruch der Navajo-Indianer)

◆ Auf Tuchfühlung mit Ihrer Intuition gehen Sie, wenn Sie das *Becken* und den *Bauch* entspannen und ihnen dadurch mehr Freiraum schenken. Lösen Sie den festgezurrten Gürtel der Ängstlichkeit, der Sie von Ihren Vitalkräften abschnürt und Sie auf Sparflamme hält. Öffnen Sie Ihre Mitte und leben Sie künftig aus ihr, in vollem und überfließendem Maß.

»Das Reich Gottes ist in eurer Mitte.« (Lukasevangelium 17,21)

◆ Greifen Sie voll ins Leben, indem Sie ihm Ihre *Arme* und *Hände* entgegenstrecken. Ohne Scheu und Scham und frei von jeglichen Blockaden. Empfangen Sie vom Leben und geben Sie etwas davon liebevoll an Ihren Nächsten weiter. Lassen Sie Lebenskraft und Liebe in Ihre Hände fließen.

»Ich breite die Hände aus nach dem Leben; meine Seele dürstet nach ihm wie lechzendes Land ohne Wasser.« (frei nach Psalm 143)

◆ *Rücken*, *Schultern* und *Wirbelsäule* tragen die Last des menschlichen Daseins. Disharmonien im Leben machen sich dort sehr schnell bemerkbar. Haben Sie sich zu große Lasten aufgeladen, die Sie nun mit sich herumschleppen müssen? Wer seinen Rücken krümmt, bekommt meist viel zu tragen. Haben Sie bisweilen zu wenig Rückgrat gezeigt, kaum eigenes Profil an den Tag gelegt, sodass die anderen Ihnen vieles aufgebürdet haben, ohne zu fragen? Von welchen Lasten wollen Sie sich befreien? Tun Sie es. Fangen Sie jetzt gleich damit an.

»Richte deinen Rücken auf und empfange Heil und Weisheit.« (Aus Indien)

◆ *Beine* und *Füße* sind die Wurzeln, die Sie mit der Erde verbinden. Ein Baum ohne Wurzeln ist nicht lebensfähig. Auch der Mensch, der keinen Halt im Leben findet und deshalb ein sinnloses Dasein fristet, ist innerlich tot. Ein fester (dabei aber flexibler) Stand im Leben lässt gesunde Wurzeln austreiben und viele gute Früchte heranreifen. Stellen Sie sich auf Ihre eigenen Beine. Stehen Sie zu Ihrer Persönlichkeit und zu allem, was Sie tun und sagen. Welche Fesseln behindern Ihre Schritte? Worin haben sich Ihre Beine verfangen?

»Du bist wie ein Baum, der an Wasserbächen gepflanzt ist, der zur rechten Zeit Frucht bringt und dessen Blätter nicht welken. Alles, was du tust, wird dir gut gelingen.« (Nach Psalm 1,3)

Dreizehntes Kapitel

Aktivierung der körperlichen und seelischen Selbstheilungskräfte durch das Herzensgebet

Die Geschichte des »Herzens-« oder »Jesusgebets«, wie es auch genannt wird, nimmt etwa im 4. Jahrhundert nach Christus ihren Anfang im frühen orthodoxen Mönchtum. Besonders gepflegt wird es heute noch von den Mönchen auf dem Berg Athos. Der Ursprung dieser Art des Betens ist aber vermutlich viel älter und liegt höchstwahrscheinlich in Indien. Von dort wurde die Methode übernommen und mit christlichem Gedankengut angereichert.

Im Prinzip besteht das Herzensgebet darin, mit Leib und Seele zu beten. Im Mittelpunkt steht die Anrufung des Namens Jesus in unterschiedlichen Variationen. Der Text wird dabei mit einem gleichmäßigen Atemrhythmus verbunden. Der Inhalt des Herzensgebets kann etwa lauten: *»Jesus Christus, Sohn Gottes, er-*

barme dich meiner« (Urvariante)*; »Jesus, Quelle des Lebens, bewege mich«; »Jesus, heile mich«; »Jesus, segne mein Leben«; »Jesus, erfülle mich mit Liebe«.*

Durch die Verbindung des Gebetstextes mit dem Atem beruhigt, rückt in den Mittelpunkt der meditativen Betrachtung zunächst das leibliche Herz, das unser Blut durch den Körper pumpt und ohne das wir nicht leben könnten. Durch sein unablässiges Pochen ist es der Wahrnehmung zugänglicher als jedes andere Organ. Es schlägt im Takt der Zeit und erinnert uns stets daran, dass sie bemessen ist.

In der Spiritualität symbolisiert das Herz auch das Zentrum des Lebens, der Gefühle – vor allem der Liebe – und ist die Berührungsfläche, auf der Mensch und Gott einander begegnen und sich näherkommen.

Wie bedeutsam das Herz ist, schlägt sich auch in einer Vielzahl von Redewendungen nieder: »Das Herz rutscht einem vor Angst in die Hose«; »das Herz hüpft vor Freude in der Brust«; »jemand bricht einem das Herz«; »Hand aufs Herz!«; »es fällt ein Stein vom Herzen«; »sein Herz verschenken« und dergleichen mehr.

Bei der Reise zu sich selbst bilden im Herzensgebet der Atem und der Schlag des Herzens den Wind und die Segel.

»Jesus, heile mich!«

Die Technik des Herzensgebets möchte ich Ihnen anhand des Satzes »Jesus, heile mich!« erläutern.

Beim Einatmen sagen Sie flüsternd, halblaut oder still im Geiste: »J-e-s-u-s« und beim Ausatmen: »h-e-i-l-e m-i-c-h!«. Rezitieren Sie nicht zu schnell, ziehen Sie den Satz aber auch nicht künstlich in die Länge. Finden Sie das für sich natürliche und angenehme Mittelmaß.

Finden Sie heraus, welcher Rhythmus Ihnen das Empfinden von Einklang zwischen Atem und Text vermittelt. Arbeiten Sie versuchsweise auch mit einigen der anderen Varianten des Textes, die ich bereits genannt habe. Vielleicht sagt Ihnen eine längere eher zu.

Wer schon mehr Praxis hat, kann auch nur das Wort »J-e-s-u-s« beten. Natürlich können Sie auch selbst kreativ werden und die Formulierung so abwandeln, dass es sich für Sie richtig anhört.

Das Herzensgebet muss nicht unbedingt den Namen Jesus beinhalten. Wenn Sie keiner christlichen Glaubensrichtung angehören, verwenden Sie die Namen der Gottheiten, mit denen Sie vertraut sind. Menschen ohne Religionsbekenntnis legen den Schwerpunkt auf das Atmen und suchen sich einen Satz, der das Leben feiert und ihnen zusagt. Denn das Herzensgebet ist Ausdruck von Aufgeschlossenheit und Toleranz.

Bei der Atmung des Herzensgebets sind Sie aufgerufen, Ihre Vorstellungskraft zu wecken und zu gebrauchen. Stellen Sie sich vor, Sie würden von außen über Ihr Herz ein- und ausatmen.

Beim Einatmen nehmen Sie positive und saubere Lebensenergie auf. Sie dringt wie ein klarer Lichtstrahl tief in Ihr Herz ein und macht es weit, stark und hell. Mit der Einatmung verbunden können Sie den ersten Teil des Herzensgebets rezitieren. Um bei unserem Beispiel zu bleiben: »J-e-s-u-s«.

Dem Ausatem geben Sie dann alles mit auf den Weg, das Ihnen das Herz schwer macht. In dankbarer, liebevoller Gesinnung verabschieden Sie sich davon und binden es an Ihren Atem, begleitet vom zweiten Teil des Herzensgebets: »H-e-i-l-e m-i-c-h!«.

Das Herzensgebet berührt die tiefsten Schichten Ihrer Seele und unterstützt den Prozess der Selbsterkenntnis. Es vergrößert Ihre Einsicht in den Kern der Dinge, ermöglicht es Ihnen, hinter die Oberfläche zu schauen, und schenkt Ihnen ungeahnte Lebensfreude.

Ein Licht wird Ihnen aufgehen. Ein Licht, das Sie zuverlässig auf Ihrem weiteren Lebensweg begleitet und Sie ans Ziel Ihrer Hoffnungen und Sehnsüchte bringt. Sie entfalten Mut und Energie und erhalten einen schöpferischen Impuls, zuversichtlich und optimistisch in die Zukunft zu blicken. Denn Spiritualität – vor allem die christliche – hat nichts mit hängenden Mundwinkeln im Sinn.

Vierzehntes Kapitel

Der Chakrenlauf

Der Ursprung des Herzensgebets ist, wie schon gesagt, in Asien zu suchen. Von dort stammt auch der Begriff der »Aura«. Dabei handelt es sich um die Vorstellung, der Mensch sei von einem sogenannten bioplasmatischen Feld umgeben.

Der physische Körper und seine Aura stehen in Wechselwirkung zueinander und beeinflussen sich gegenseitig. Wie unser Körper Venen und Arterien besitzt, durch die das Blut fließt, so besitzt auch die Aura Leitbahnen, die »Nadis« beziehungsweise »Meridiane«, durch die unsere Lebensenergie zirkuliert. Über die Aura verlaufen die Nadis weiter durch den physischen Leib. Wir beziehen unsere Lebensenergie aus der Luft, der Nahrung sowie der gesamten Schöpfung, mit der wir uns, bewusst oder unbewusst, ständig im Austausch befinden. Letztlich verdanken wir unsere Vitalität dem göttlichen Geist.

Mithilfe von Energiewirbeln (den sogenannten Chakren), die sich an bestimmten Stellen der Aura befinden, wird der Odem des Lebens durch unseren Körper gelenkt. Chakren sind kreisförmig, haben in etwa die Größe eines Handtellers und rotieren im oder auch gegen den Uhrzeigersinn. Durch sie wird die Energie in den Nadis weitergeleitet. Der Abstand eines Chakras zum Körper beträgt in der Regel dreißig bis fünfzig Zentimeter, kann bei Energiestaus oder -mangel jedoch auch variieren.

Wenn die Chakren in ihrer Funktion gestört sind, was auf verschiedene Ursachen zurückgehen kann, können sie nicht mehr genügend Energie weiterleiten. Das wiederum hat Disharmonien im Körper und in der Seelenwelt zur Folge. Emotionen wie Angst, Hass, Eifersucht, Zorn, Neid, Wut, aber auch einseitige, ungesunde Ernährung, bedrückende Lebensumstände nehmen negativ Einfluss auf die Chakren.

Die Vorstellung von der Lebensenergie und ihrer Nutzung für die Heil[ig]ung des Menschen war früher auch im Christentum verbreitet. In fast allen alten Kirchen werden die Gestalten von Heiligen immer mit einem intensiv leuchtenden Halo abgebildet, dem Heiligenschein, der mitunter die gesamte Figur umfasst. Jesus selbst wurde häufig mit einem weithin strahlenden Herzen gemalt, um Ganzheit und Ver-

bundenheit des Menschen mit Gott darzustellen, Heil-
sein in seiner höchsten Form. In all diesen Bildern
zeigt sich, dass Wissen um die Aura auch in unserem
Kulturkreis einmal bestand. *»Und er [Jesus] wurde vor
ihren Augen verwandelt; sein Gesicht leuchtete wie die
Sonne und seine Kleider wurden blendend weiß wie
das Licht.«* (Matthäusevangelium 17,2)

Der folgenden Tabelle können Sie die wichtigsten
Chakren entnehmen, ihren Sitz, die Funktion, eventuelle Folgen einer Disharmonie und schließlich auch
den Idealzustand.

Tabelle 2: Unsere Energiezentren – die Chakren

Chakra	Sitz	Zugeordnete Organe	Symptome bei Disharmonie	Ungestörte Funktion
Kronen-chakra	Scheitel	Gehirn, Zirbeldrüse	Schlafstörungen, Empfinden von Mangel, innere Leere und Erschöpfung	tiefe Gelassenheit, Zufriedenheit, gesunde Liebe zu sich selbst und anderen, spirituelle Erleuchtung
Stirn-chakra, »Drittes Auge«	Stirn-mitte	Nervensystem und Sinnesorgane	verschiedene Ängste, Konzentrationsschwäche, Stimmungsschwankungen, Mangel an Fantasie und Kreativität	Selbsterkenntnis, gute Intuition, geistige Klarheit

181

Chakra	Sitz	Zugeordnete Organe	Symptome bei Disharmonie	Ungestörte Funktion
Hals-chakra	Kehl-kopf	Hals, Kehlkopf, Atmung, Stimme, Schild-drüse	Halskrankheiten, Probleme, die Gefühle zu äußern, zur eigenen Meinung zu stehen, Schüchternheit	Ausdrucksfähigkeit, kommunikatives Talent
Herz-chakra	Brust-mitte	Herz, Lunge, Bronchien, Arme und Hände	Kreislaufprobleme, Herzenskälte, Verbitterung, Probleme mit Geben und Nehmen, Kontaktarmut, Einsamkeit	Mitgefühl, Toleranz, Herzenswärme, Verantwortungsbewusstsein
Solar-plexus-chakra	Brust-bein-höhlung	vegetatives Nervensystem, Leber, Galle	Erkrankungen der Leber und Galle, blockierte Gefühle, Wutanfälle, geringe Durchsetzungskraft	Tatkraft, gut entwickeltes Selbstbewusstsein
Nabel-chakra	Nabel	Magen, Dünndarm	Magen und Darmkrankheiten, Essstörungen, Gleichgültigkeit, Impulsarmut	gute Verdauung, Lebendigkeit, gesunde Intuition
Sakral-chakra	Becken-raum	Blase, Genitalien	Geschlechtskrankheiten, Pilzerkrankungen, geringe Vitalität, Eifersucht, Suchtgefährdung	schöpferische Kraft, Lebensfreude

Chakra	Sitz	Zugeordnete Organe	Symptome bei Disharmonie	Ungestörte Funktion
Wurzel-chakra	Basis der Wirbel-säule	Becken-boden, Knochen, Muskeln, Blut, Beine und Füße, Zähne	Blutarmut, Schmerzen in Beinen und Füßen, mangel-haftes Vertrauen in das Leben, Existenzängste, Depressionen, Lebensmüdigkeit	Urvertrauen, Sicherheit, Ge-borgenheit, mit beiden Beinen am Boden, klares Ja zum Leben

Zum Schluss möchte ich Sie noch mit einer Erweiterung des Herzensgebets vertraut machen, dem sogenannten Chakrenlauf. Dabei konzentriert man sich nicht mehr allein auf das Herz beziehungsweise das Herzchakra, sondern berührt mit dieser wunderbar heilsamen Form des Betens alle wichtigen Bereiche des Körpers.

Dabei laufen Sie wie sonst auch mit koordinierten Bewegungen und wachem Geist. Um die Chakren nacheinander harmonisch zu vitalisieren, wenden Sie die Atemtechnik des Herzensgebets an und stellen sich vor, über das Energiezentrum, mit dem Sie gerade arbeiten, kostbare Lebensenergie in sich einfließen zu lassen. Dabei behalten Sie stets die tiefe Bauchatmung bei und berühren den Gaumen mit der Zungenspitze.

Vielleicht ist es hilfreich, die neue Energie, die Sie sich zuführen, als klaren Lichtstrahl zu visualisieren und die verbrauchte, die Sie ableiten, als verschmutzten Dampf. Beispiel: Mit dem Atem führen Sie frische Energie in Ihr Kronenchakra, im Anschluss atmen Sie alles Schwere, Belastende mit der Luft aus. So gehen Sie alle genannten Chakren durch.

Natürlich können Sie den Chakrenlauf auch im Stehen oder Sitzen durchführen. Sie werden jedoch bemerken, dass Ihnen gerade das Laufen hilft, sich in einem ruhigen, dabei doch bewegten Rhythmus zu vitalisieren.

Das meditative Laufen allein wirkt sich schon äußerst positiv auf Ihre Aura aus. Diese Wirkung wird durch den Chakrenlauf noch erheblich verstärkt. Da der Geist die Energie lenkt, wie es in Indien heißt, bewirkt die bewusste, liebevolle Zuwendung, die Sie Ihren Chakren widmen, den Ausgleich der energetischen Energiebalance. Der Chakrenlauf harmonisiert jede Disharmonie Ihres Körpers, Ihres Geistes, der Seele und letztlich Ihres Lebens.

Sie beginnen beim Kronenchakra und arbeiten sich bis zum Wurzelchakra hinab. Am Anfang belassen Sie Ihre Aufmerksamkeit bei jedem Chakra etwa drei bis fünf Minuten lang. Mit etwas Übung finden Sie dann selbst heraus, welche Zeitspanne für Sie ideal ist.

Ach ja, eines noch: Während Sie beispielsweise Ihr Nabelchakra vitalisieren, müssen Sie den Blick nicht senken, im Gegenteil. Halten Sie den Körper beim Laufen weiterhin stets aufrecht.

Obwohl Gedanken und Worte, wie wir wissen, schöpferische und heilende Wirkung haben, müssen Sie den Chakrenlauf nicht unbedingt, wie beim Herzensgebet, mit kleinen Sätzen oder Texten verknüpfen. Für den Anfang jedenfalls empfehle ich Ihnen, sich ausschließlich auf das bildliche Atmen zu konzentrieren. Falls Sie es mit Text unterlegen möchten, dann bitte nur im Kopf, damit Sie nicht etwa anfangen, durch den Mund zu atmen.

Zum Schluss

Nun haben Sie sich viel Zeit genommen, mir ein Stückchen zu folgen und sich mit den Grundlagen des meditativen Laufens vertraut zu machen. Dafür fühle ich mich Ihnen sehr verbunden.

Ich habe in diesem Buch versucht, Ihnen meine Erfahrungen und mein Wissen über die innerlichen und äußeren Entwicklungsprozesse, die sich beim Laufen abspielen, näher zu bringen. Ich hoffe, ich konnte Sie damit ermutigen, Ihrer Spiritualität die Chance zu geben, Ihr ganzes Leben zu umfassen, Schritt für Schritt.

Alles Weitere liegt jetzt in Ihren eigenen Füßen.

Fangen Sie gleich an. Laufen Sie ins Glück.

Quellenhinweise

Aland, Kurt/Matthew Black/Bruce M. Metzger u. a. (Hrsg.): *Novum Testamentum Graece*. Post Eberhard et Erwin Nestle, 27., revidierte Auflage, Deutsche Bibelgesellschaft, Stuttgart 1993

Im Auftrag der Bischöfe von Deutschland/Österreich/Schweiz u. a. (Hrsg.): *Die Bibel. Altes und Neues Testament. Einheitsübersetzung*. Katholische Bibelanstalt GmbH Stuttgart. Lizenzausgabe für den Verlag Herder, Freiburg i. Breisgau 1980

Verein Morgenstern Wattwil (Hrsg.): *Hexapla. Das Neue Testament. Sechs Bibelübersetzungen in einer Übersicht*. Bd. 5, 2., neu bearbeitete Auflage, 1997

Weisung der Väter. Apophtegmata Patrum. Übersetzt von Bonifaz Miller, nach der griechischen Sammlung von J. B. Cotelier, 4. Auflage, Paulinus Verlag, Trier 1998

Alle übrigen Zitate und Weisheitssprüche sind meiner persönlichen Zitatensammlung entnommen.

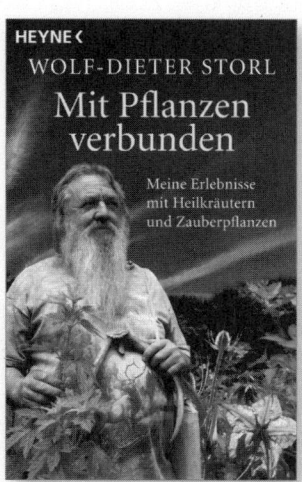
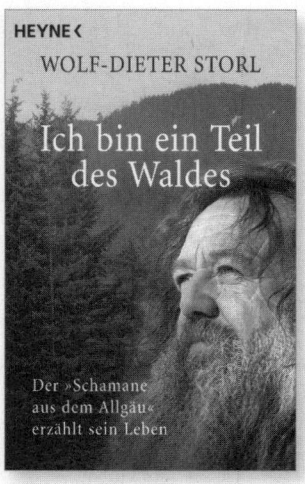

Kurt Tepperwein

Wenn Gedanken sich in Wunder verwandeln

Warum werden manche Gebete erhört und andere nicht?
Wie sollen wir beten und zu wem? Kurt Tepperwein weist einen
Weg, wie wir Geist und Gemüt so ausrichten, dass unsere Fürbitte
tatsächlich erhört wird. Denn auch beim Beten wirken
spirituelle Gesetze.

Erfahren Sie die unendliche Energie der geistigen Welt
und erleben Sie, wie diese Energie Ihre Gebete lenkt und erfüllt.

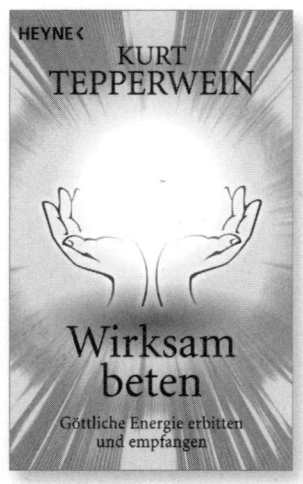

978-3-453-70151-9

Tara Assmann

Die Kraft der heilenden Zeichen

Seit Urzeiten malen sich Menschen Zeichen auf die Haut, um
Psyche und Körper zu stärken und zu heilen. Dieses alte Wissen
wurde neu entdeckt, weiterentwickelt und vielfach erprobt – mit
faszinierenden Erfolgen! Akupaintur bringt die heilende Kraft
der Symbole effektiv zur Geltung: Malen Sie das entsprechende
Zeichen auf die richtige Hautstelle – und erfahren Sie die
erstaunliche Wirkung bei unterschiedlichsten Beschwerden.

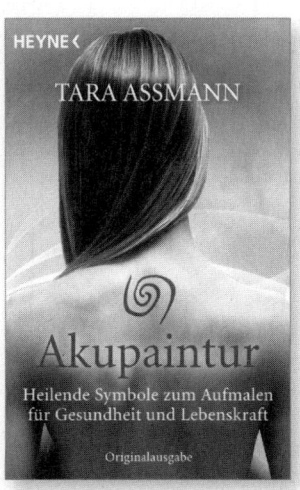

978-3-453-70152-6

Wie Sie durch Akupaintur
die Selbstheilungskräfte
Ihres Körpers aktivieren:
mit praktischer Symptom-
Übersicht von A bis Z

HEYNE‹